# Alles andere als perfekt aber
# glücklich &zufrieden

## Geschichte weshalb ich mich jetzt perfekt unperfekt fühle

Diese Worte sind nicht nur eine zutreffende bzw. eine vielsagende Überschrift, oder der Aufdruck meiner  Tattoo´s,
sondern es ist jetzt auch meine
optimistische, positive Lebenseinstellung!

Dieses Buch, diese Geschichte soll eine zuversichtliche und ermutigende Fortsetzung zu meinem ersten Buch sein.


Hier für alle die es nicht gelesen haben eine kurze Zusammenfassung:


Auch mein zweites Buch wurde von mir

selbstständig geschrieben und da es authentisch sein soll wurde es auch nicht korrigiert.
Somit ist auch dieses Buch wie mein Leben nicht perfekt aber echt.


Ich war zum Jahrtausendwechsel 20 Jahre alt, hatte schöne, vielversprechende Zukunfts-Aussichten und Pläne. Ich war immer sehr sportlich, nicht dick und schaute/schaue auch nicht schlecht aus, war freundlich und nett wodurch ich eigentlich überall Freunde hatte und sozusagen mit allen gut auskam.
Nach meiner bestandenen KFZ-Mechaniker Ausbildung, war ich im Zivildienst.
Dann nach dem Jahrtausend – Silvester, als ich noch ein paar Tage Urlaub hatte fuhr ich und ein paar Freunde ins Kino. Auf dem nach Hause weg, alleine im Auto, am frühen Morgen des 3.1.2000 hatte ich einen Sekundenschlaf und ich fuhr gegen einen Baum, wo ich gerade noch so, schwer verletzt überlebte.

Ich lag 10 Wochen im Koma, überall viele

Knochenbrüche, hatte schwere Kopfverletzungen, weshalb ich alles wieder neu erlernen musste und habe jetzt zum Glück „nur noch" mit Gedächtnisproblemen zu kämpfen. Ich saß ca. 6 Monate im Rollstuhl und kannte auch kaum jemanden mehr. Ich erkenne auch jetzt 2024 schwer jemanden wieder, die ich eigentlich kennen müsste. Durch den Aufprall des Gesichts aufs Lenkrad, weswegen meine Nase im Kopf steckte, rieche ich nichts mehr und schmecke dadurch auch kaum noch etwas. Da bei diesem Unfall auch mein Auge beschädigt wurde, bin ich auf dem linken Auge jetzt blind. Das ist glücklicherweise eine Einschränkung, eine Behinderung was man mir nicht ansieht, oder so normal nicht merkt.


Um zu erfahren wie es weiter geht und was noch alles passiert habe ich mich entschieden dies in einem positiven, zweiten Teil fortzuführen.
Ich war bedauerlicherweise sehr viele Jahre,

mit allem was sich in „meinem neuen Leben"
so ereignete eher traurig, enttäuscht und ich
sollte bzw. musste einfach zufrieden mit allem
sein. Diese Zufriedenheit hatte ich eigentlich
nie so richtig. Leider erst jetzt, knapp 25 Jahre
nach meinem lebensveränderndem,
tragischem Unglück fühle ich endlich eine
Erfüllung, Wohlbehagen und wieder
Lebensfreude.

Ich werde zwar niemanden beim richtigen,
bzw. vollständigen Namen nennen, aber ich
sollte, möchte oder muss in dieser, für mich so
erlebten Geschichte mich bei jedem zu Tiefst
entschuldigen, wenn sich jemand beim
„ausüben seiner Aktion" angesprochen fühlt,
oder weiß wer wohl damit gemeint ist.
Gemachte/gehandelte Situation ist vielleicht
nicht so gemeint gewesen, kam bei mir aber so
an.

So möchte ich jetzt, knapp 25 Jahre nach
meinem Horror-Autounfall, meine
Erfahrungen euch mitteilen.

*Zeige es allem Negativem deines Lebens – auch wenn der oder das große Ziel/Erfolg nicht, oder kaum noch erreichbar scheint – gebe dennoch niemals auf! Auch wenn du dir jeden Tag, oder jeden Moment denkst, dass alles so ungerecht, so hart, so abscheulich für dich ist, oder du durch dein tun, durch dein handeln immer alles falsch machst und du dir denkst, dass irgendwie jeder etwas gegen dich hat. Sieh oder suche in jeder erlebten, ausgeführten Aktion irgendwie/irgendwo,oder irgend etwas positives daran! Ich gebe euch in dieser Geschichte, in diesem Buch Beispiele wie ich das meine, was mir so alles passierte bzw. passiert:*

Ich habe die letzten 24 Jahre nach diesem

Unfall erkannt und herausgefunden dass ich
jetzt nur noch Ananas, Rote Beete, Trink-
Lemon und scharfes schmecke. Ich war schon
früher ein sehr heikler Mensch und bin das
eigentlich noch immer, obwohl für mich jetzt
mehr oder weniger ja eben alles gleich
schmeckt.
Eine gewisse Zeit habe ich mir zum Frühstück
immer einen Smoothie gemacht. Und dass ich
eben irgend einen Geschmack daran hatte, sah
meine tägliche Smoothie- Zusammenstellung
wie folgt aus:

Einen halben Apfel, etwas Banane, etwas
Paprika und/oder Chilly, ein Stück Zwiebel,
eine Essiggurke, ein, zwei kleine Piri/Piri
Schoten und ein wenig Multivitaminsaft. Hört
sich jetzt vielleicht nicht gerade lecker an, aber
so schmeckte ich wenigstens etwas.

Da ich bei Getränken mehr oder weniger nicht
schmecke ob ich helles Bier, Milch,
Grapefruitsaft, Pils, Weiß-Bier, Fanta, Wein
oder Schnaps trinke und alkoholisches

eigentlich nur trinke um besoffen zu werden,
„damit ich vergesse,dass ich so vergesslich
bin", trinke ich oft und sehr gerne Fanta
Lemon, oder Apfel-Kirsch Saft.

Sehr viele Menschen die das wissen finden
dass enorm schlimm und bemitleiden mich
deswegen, dass ich nichts mehr rieche und
schmecke. Mir macht das eigentlich nicht viel
aus, da ich jetzt auch nicht mehr weiß, wie
etwas geschmeckt, bzw. gerochen hat. Doch ich
muss leider wirklich zugeben, das mir bei
allem was ich zu mir nehme nichts gutes,
positives bemerke, da mir jetzt eben
bedauerlicherweise einfach der Genuss fehlt.
Deswegen esse ich auch eigentlich immer nur,
weil 12 Uhr Mittags- , oder 18 Uhr Abend-
Essenszeit ist. Nicht weil ich große „Fress-
Lust", Appetit oder Gelüste habe, vielleicht mal
wieder irgendetwas zu essen, sondern
eigentlich nur esse, weil  ich Hunger habe.
Ich kann, oder muss wahrheitsgemäß einfach
sagen –
mir ist der Appetit vergangen – und bei mir ist

es „leider" tatsächlich so.

Und bitte lacht nicht, wenn ich abgelenkt, unaufmerksam bin und vergesse was ich gerade im Mund habe, dann stelle ich mir ein hervorragendes, gutes Getränk oder Mahl vor und glaube das dann. Da ich ja momentan nicht weiß was ich gerade wirklich im Mund habe – das klappt nicht immer, aber immer wieder mal. :-)

Insgesamt lag ich 10 Wochen im Koma und 1 Jahr und 8 Monate am Stück im Krankenhaus/Reha, wo man mich halbwegs, oder ausreichend „gesund und normal" wieder auf die Beine stellte. Diese lange Zeit erlernte ich eben alles wieder von Neuem.

Man hat mich glücklicherweise wieder gut hinbekommen und man merkt und sieht mir bis auf ein paar Narben an Hals, Bauch, Arm und Oberschenkel keinerlei Einschränkung an.

Über dieses furchtbar harte Unfall-Unglück

und den Weg wieder halbwegs normal zu
werden + dass daraus schwere, belastende
Leben     -      darüber habe ich tatsächlich
20 Jahre lang ein Buch geschrieben um anderen
Menschen Hoffnung und Mut zu machen und
um zu zeigen das es **immer** eine bessere
Alternative gibt als mutlos zu sein und
aufzugeben!


Was ich auch schon in meinem ersten Buch
immer wieder mit hinein schrieb, mir gut tut,
mir Spaß macht und auch irgendwie hilft, sind
mir aus der Seele sprechende und ergreifende
Songtexte, meiner Deutsch-ROCK Musik
anzuhören.
Texte die mich berühren, mir sehr nahe gehen
und oft zu erlebter Situation gut dazu passen,
schrieb ich vielfach in mein erstes Buch und
auch hier notiere ich euch ein paar Songtexte,
die ich als packend und bewegend empfinde.
Ich finde deutsche, oder allgemein Rock Musik
die man versteht, mit vielsagenden,
berührenden Texten unfassbar cool.

Stimmungsaufhellende und auch aggressive ROCK Musik mit vielen kraftvollen Gitarren und Schlagzeug Elementen ist –

**eben das Beste was es gibt!**

Und ROCK Regel Nummer 1 ist:
**UMSO LAUTER, UMSO BESSER ! ! !**

Und da es mir eben gut tut und ich es liebe, höre ich jetzt starke, aufbauende, zum mitgröhlende Songs unter anderen von Kärbholz, Volbeat, Artefuckt, Weimar, den Toten Hosen, Roxette, Ampex, ACDC, Planlos, und vielen mehr.

Hier ein wahrlich passender Song, von Serum 114, den ich gefunden habe und richtig gut zu meinem ersten Buch, oder allgemein zu meinen knapp 25 Jahren nach meinem Unfall passt!

*Du fragst mich dies und das*
*doch ich hab keine Ahnung*

*Import Export ist nicht mein Gebiet*
*doch ich hab einen Plan und*
*der lautet morgens aufstehn und*
*abends wieder schlafen*
*mach zwischen drin mein Ding*
*stell nicht zu viele Fragen.*
*Jetzt steh ich nackt im Pool*
*und heul den Mond an,*
*werd ich euch nie verraten*
*– meinen großen Masterplan.*
*Und wenn das Rudel ruft,*
*dann stell ich keine Fragen.*
*König John steht auf dem Thron,*
*macht aus den Nächten Tagen.*

Das ist mein abgefucktes Leben,
das ist mein abgefucktes Ding.
Das ist mein abgefucktes Leben
– dass ist die Wahrheit über
mich.

**Peter Pan im Kinderwahn.**

## Könige und Arschlöcher, machen Asche und wir bechern.

Erstklassiger E-Gitarren Sound und Schlagzeug-Lärm!

*Das ist mein abgefucktes Leben,*
*das ist mein abgefucktes Ding.*
*Das ist mein abgefucktes Leben,*
*dass ist die Wahrheit über*
*mich.*

. . .

In meinem ersten Buch waren es hauptsächlich Musiktitel deren Texte oft zu negativen, trostlosen oder traurigen Situationen passten, was ich erlebte, oder mir passierte.

Doch jetzt, wo sich meine Einstellungen wieder positiv entfaltet und es mir endlich wieder blendend und exzellent geht, schreibe ich euch eine Auswahl von Songs auf, die eher aufbauende Texte haben, die ich mit großer

Begeisterung besonders laut in meinem mp3
Player oder an meinem Laptop immer wieder
anhöre und ich großartig sowie absolut spitze
finde und mich immer wieder extrem
begeistern + aufbauen:

Hört euch doch ein paar Titel dieser
Aufzählung an und lediglich mit einem nur
kleinem Interesse an ROCK Musik erkennt ihr,
weshalb mich diese Klänge sowie Texte
beglücken und mir mancher Song menschlich,
sozial und auch emotional sehr nahe gehen.

- She is beautiful,           oder
- I get wet                           von   Andrew W. K.,


- brave Mädchen                von      Wilde Jungs,
- Gerader Weg                   von      unantastbar,
- Lasst uns                         von         Artefuckt,
- der Himmel über uns        von       Dritte Wahl,
- Ich will brennen               von                ASP,
- Ich kann es nicht ändern   von         Kärbholz,
- Früher war alles besser     von Saltatio Mortis,

- Einzelkämpfer        oder
- Gerechtigkeit          von    Ampex      ,
-anders als die anderen,   oder
-zahme Vögel,          oder
-zusammen          von       Weimar

und sehr viele andere Titel von Artefuckt und
Kärbholz,
oder etwas zum lachen wie bei
-Hänsel und Gretel       von          Otto,
oder dem
-Rauchermärchen und
Radkäppchen          von     Willy Astor.

Obwohl ich zwar hoffe, dass ihr euch den ein
oder anderen Titel von dieser Auflistung
anhören werdet, notiere ich euch hier ein paar
Songtexte, die zumindest mir unsagbar nahe
gehen und mich auf die eine oder andere
Art/Weise sehr berühren.
In meinem ersten Buch, ging es hauptsächlich
darum, euch von meinen traurigen und
deprimierenden Zeiten voll mit
Krankenhaus/Reha,
sowie schwierigen/anstrengenden

Umschulungs- + Berufs- Ausbildungs-zeiten zu berichten. Dazu hatte ich eine wirkliche verzweifelte und leider immer erfolglose Partnersuche, mit extremen, starken Gedächtnisproblemen, mit einer schwierigen und belastenden 7 jährigen Arbeit als Altenpflegehelfer und mit dem „nicht am richtigem Ort" fühlenden Arbeit in der Behinderten Werkstatt für geistig Eingeschränkte.

Zu der Zeit hörte ich eher negative Musiktitel, wo ich mich immer mit dem gesungenem Text identifizieren wollte.

Lest in dieser Geschichte, wie man es schaffen kann, trotz vieler Einschränkungen und Probleme glücklich und zufrieden zu werden und zu sein.

**Man kann nicht negativ denken und Positives erwarten.**


**<u>Der erste Schritt für meinen beruflichen Neubeginn:</u>**
Da ich im elterlichen Autohaus als Automechaniker meiner Eltern arbeiten wollte,

was mein beruflicher Traum gewesen wäre,
dies leider durch meinen Unfall nicht mehr
konnte und sollte machte ich eine Umschulung
und wurde zunächst Bürokraft.


Durch die lange Zeit, wo ich nicht mehr
zuhause lebte, hatte ich „leider" auch keine
lockere, lässige, coole Zeit mit alten Freunden
– und da ich ja mit starken
Gedächtnisproblemen zu kämpfen hatte und
auch noch jetzt 2024 große Probleme damit
habe, erkannte/erkenne ich viele alte Freunde
einfach nicht mehr und konnte/kann mir
einfach nicht ihre oder auch neue Namen
merken.
Da meine Freunde ja normal weiterlebten,
einen Ehepartner fanden und eine Familie
gründeten und ich nach Krankenhaus/Reha
-zeit, Bürokraft -Umschulung und zum Start
meiner dritten Berufsausbildung zum
Altenpflegehelfer 2005 in die Stadt zog, verlor
ich mehr oder weniger leider alle damalige
Freundschaften und Kontakte.

Ich fand bis dahin bedauerlicherweise auch keine neuen, normalen, verständnisvollen Freunde, oder eine liebe Partnerin. Ich weiß jedes mal einfach nicht mehr, dass ich genau mit dieser Person die mir über den Weg läuft, oder die ich in irgend einer Bar wieder treffe, genau die Person ist, mit dem ich letzte Woche zusammen einen trank, nett gesprochen habe, oder Dart spielte.

Ich kam mir manchmal vor wie ein Feuerzeug das ins Wasser geschmissen wurde und nur mit der Flamme eines anderen Feuerzeugs wieder zur eigenen Flamme findet.

Als ich dann aber mit bestandener Bürokraft-Ausbildung keine Arbeitsstelle fand und lange arbeitsuchend war entschied ich mich erneut eine neue Berufsausbildung zu machen.

Ich machte trotz meinem Gedächtnisproblems als arbeitslose Bürokraft 2003 meine dritte Berufsausbildung und wurde nach 1 jähriger

Ausbildung Altenpflegehelfer.
Ich wollte und konnte jetzt auch, mit 2
<u>bestandenen</u>, neuen Berufsausbildungen zeigen
und zumindest mir selber beweisen, dass ich
trotz meinen Unfall-bedingten Problemen nicht
komplett bescheuert, minderbegabt oder dumm
war!

Ich hatte dann mit 26 drei abgeschlossene,
anerkannten Ausbildungsberufe und arbeitete
dann in dem Krankenhaus, wo ich zum Unfall-
Zeitpunkt auch Zivi war, 7 Jahre auf einer
Station für „geistig verwirrte", alte Menschen –
also in einer Geronto- Psychiatrie.

Die ersten Jahre als Altenpflegehelfer fand ich
schön und erfüllend. Mir machte es großen
Spaß kranken Menschen zu helfen!

Ich habe dadurch viel Empathie entwickelt und
habe von jeden Patienten irgendwie
Dankbarkeit erfahren – was ich wirklich sehr
erfreulich, angenehm und positiv empfand.

Leider waren sehr viele Patienten für mich, in der Psychiatrie wo ich arbeitete, wirklich sehr schwierig und der Umgang mit ihnen war auch außerordentlich anstrengend und schwer für mich. So arbeitete ich in diesem Beruf, auch wegen meinen Gedächtnis-Problemen „nur" 7 Jahre.

Ich half, oder helfe kranken, alten Menschen zwar gerne, aber für mich war diese Arbeit meistens zu anstengend, auch weil ich nicht mal die Namen mancher Arbeitskollegen mir merken konnte, obwohl ich schon viele Jahre mit ihnen zusammen gearbeitet habe.
2012 entschied ich mich in einer Behinderten Werkstatt weiter zu arbeiten.

Dort war ich dann einer unter Vielen und kein gefühlter Außenseiter mehr. Die Aufgaben fielen mir dort nicht sehr schwer, vermutlich da ich nicht von Geburt an behindert war und nicht geistig eingeschränkt war. Die seit Geburt an eingeschränkten Menschen, kennen es nicht anders, aber da ich zwar nicht mehr genau weiß wie es war, aber doch 20 Jahre normal gelebt habe fühlte ich mich nie wirklich richtig bei Ihnen.

Etwa 4 oder 5 Wochen war und arbeitete ich mit viel Freude in meiner Arbeitsgruppe in der Behinderten Werkstatt, aber nur aufgrund dessen, da ich mit einer bildhübschen Kollegin eine Kurzzeit-Beziehung hatte. Doch mehr als in den Pausen küssen und Händchen-halten, war leider nicht drin, da sie eine intensivere Beziehung nicht wollte. So machte sie nach kurzer Zeit wieder Schluss mit mir und sie hatte 3 oder 4 Tage später eine neue Beziehung und küsste sich dann mit einem anderen, was mich schon irgendwie traurig machte und sie vermutlich gar nicht verstand, oder wusste warum ich traurig darüber war.

Ich war von 06/2012 bis 02/24 in der Behinderten Werkstatt, wo ich mit geistig Behinderten Menschen zusammen arbeitete. In dieser Werkstatt arbeitete ich in verschiedenen Bereichen. Ich fühlte mich dort aber überall zwar nicht wirklich unterfordert, aber der

normale, zwischenmenschliche Umgang
bereitete mir Probleme. Ich war und fühlte
mich stets unerfüllt, oder gleich beeinträchtigt.
Trotz meiner Einschränkungen mit meinem
Gedächtnis war, oder fühlte ich mich zu jedem
anderen Beschäftigtem eigentlich fitter,
weniger krank, oder beeinträchtigt.
Ich hatte nach meinem Unfall, in meiner
Umschulung als Bürokraft in der
Abschlussprüfung in Mathematik eine 1 mit
100%.
Ich war, oder bin/fühle mich deswegen nicht
besser oder „weniger behindert/eingeschränkt"
als jeder andere Beschäftigte in der Werkstatt
im g-Bereich, aber ich fühlte mich dort einfach
nicht richtig!

**Ich bin seit meinem Unfall nicht geistig,
sondern einfach anders beeinträchtigt oder
behindert!**
Gefordert war ich eigentlich nur, wenn meine
Gruppenleiterin, die ehrlich gesagt die ein-
zigste war mit der ich mich normal unterhalten
konnte, ausrechnen musste wie viel gefüllte

Schrauben Schachteln sich auf einer Palette befinden. So bekam ich öfters mal große Ein-mal-Eins Aufgaben wie z.B.

14 x 8 = ?, 13 x 4=?, 19 x 9=?, . . .

Da ich solch Aufgaben lösen kann,bin oder fühle ich mich nicht überlegener, oder besser. Ich fühle mich einfach total falsch in so einem Bereich einer Behinderten Werkstätte! Durch diese für mich nicht wirklich fordernde Arbeit, die mich nicht ausfüllt sowie durch meine täglichen, starken Kopfschmerzen und meinen Schlafproblemen wie meine ständige, erfolglose Suche die Liebe einer Frau zu bekommen, hatte ich einen richtigen Durchhänger und fühlte mich nervlich auch total am Ende.

Nachfolgender Song-Text ist mehr als passend zu meinem Gemützzustand.

*Lass mich die Dinge akzeptieren*
*die ich nicht ändern kann.*
*Gib mir die Kraft um zu bestehen*

*jeden noch so schlechten Tag.*
*Weil Dinge manchmal eben bleiben*
*wie sie immer waren*
*und etwas Hoffnung in der Zeit*
*die keine Zuversicht vermag.*
*Gib mir den Mut Dinge zu ändern*
*die ich ändern kann.*
*Lass mich nicht feige*
*auf die Knie fall´n,*
*ist der Weg auch noch so lang.*
*Und wenn die Stürme aufziehen*
*über mir dann irgendwann.*
*Lass mich in Würde untergehen*
*wenn ich nicht mehr aufstehen kann.*

*Ich glaube tief und fest daran*
*Das alles gut wird irgendwann.*

*Ich glaube das es manchmal*
*nicht genügend Steine gibt.*

*Und ich bin mir sicher dass auch
schöne Augen weinen.
Ich glaube fest daran
das alles mal vorüber geht.
Das ist alles was zählt,
das ist alles was bleibt.
Wo kämen wir nur hin,
wenn jeder sagte
wo kämen wir nur hin
und niemand ginge um zu sehn,
wohin wir kämen, wenn wir gehen.
Denn was gestern noch galt,
das ist morgen schon alt.
Und was im hier und jetzt geschieht,
ist nur dein Leben, dass an dir vorüber
zieht.*

*Ich glaube das es manchmal
nicht genügend Steine gibt.
Und ich bin mir sicher dass auch*

*schöne Augen weinen.*
*Ich glaube fest daran*
*das alles mal vorüber geht.*
*Das ist alles was zählt,*
*das ist alles was bleibt.*

*Ich glaube das es manchmal*
*nicht genügend Steine gibt*
*und ich bin mir sicher dass auch*
*schöne Augen weinen.*
*Ich glaube fest daran*
*dass alles mal vorüber geht*
*Das ist alles was zählt.*
*Das ist alles was bleibt.*

Um eben in meiner freien Zeit nicht immer
einsam/traurig zu sein, oder an den
Wochenenden alleine auszugehen und wenn
überhaupt nur mit einer Bardame, oder einer
Bedienung kurz zu sprechen, bzw. bei der
Bestellung kurz zu plaudern suche ich, seit ich

in Kaufbeuren lebe, also seit 2005, oder ehrlich gesagt schon seit ich wieder „ausreichend fit und gesund bin" also seit ca. 2002, oder 2003 eine Partnerin, oder einfach neue Freundschaften mit denen ich mich unterhalten könnte oder/und meine freie Zeit gerne mit ihnen verbringe. Das letzte mal wirklich und richtig verliebt, dass war ich 1999 - vor meinem Unfall. Leider traurig, aber wahr. :-(

Ich hatte folgende gute, simple Idee, um in der heutigen Zeit es vielen Leuten vereinfachen soll neue Freundschaften/Kontakte zu finden um angesprochen zu werden, oder mit jemanden einfacher ins Gespräch zu kommen.

### Das Freundschafts - Armband
### für Erwachsene

Seit 2018 erhalte ich ambulante Betreuung. Im Rahmen der Betreuung kam mir die Idee der Armbänder.
Für unverheiratete Erwachsene – egal ob Mann oder Frau ist es doch äußerst schwierig privat,

neue Freundschaften zu finden und zu anderen locker und entspannt Kontakt aufzunehmen. Seit wir die Kindes, Jugend und die Schulzeit hinter uns haben, tun wir uns jetzt als Erwachsene oft schwer andere, fremde Leute anzusprechen um neue, private Kontakte/Freundschaften zu knüpfen oder einzufädeln. :-)

Mit dieser Aktion wollte ich versuchen dass sich ehrliche und wahre Freunde finden um die Welt wieder etwas freundlicher und positiver zu machen.
Bei YouTube könnt ihr euch ansehen, wie so ein Armband geknüpft wird.
Ich überlegte mir - verschieden farbige Armbänder sagen was für einen Kontakt ihr gerne kennen lernen würdet.

Grün – zeigt dass ihr Naturfreunde für Spaziergänge, Gassi-Touren, Wanderungen, . . . sucht.

Orange – sucht Freunde für sportliche

Aktivitäten, oder Sport-Veranstaltungen.

Blau – sucht Kontakte für Kino, DVD Abende.

Grau – sucht andere Gamer.

Rot – hätte nichts gegen einen Flirt, oder/und
sucht die Liebe.

Bunt – sucht einfach unkomplizierte
Freundschaften      .  .  .

Diese Aktion Freundschaftsarmband verlangt
ehrlich und aufrichtig damit umzugehen.

So eine Aktion ist doch eigentlich ganz einfach,
vielversprechend  und toll, oder?

Ich wollte diese Freundschafts-Armbänder
Aktion erstmals „nur" in meiner Behinderten
Werkstatt im g-Bereich wo ich arbeitete
vorstellen – ich stellte diese Idee in jeder
Arbeitsgruppe vor, aber ich bekam überall nur
Spot und ich wurde mehr oder weniger

ausgelacht.
So steckte ich sehr viel Zeit und Mühe
vergebens in diese Aktion und ich blieb leider
weiterhin ohne Freunde außerhalb meiner
Wohn-Einrichtung Lebenskonzepte Budjarek.
Dadurch hatte ich auch kein Verlangen und
Mut mehr, wo anders diese Idee vorzustellen
und mich vielleicht wieder damit zu blamieren.

Glaub es war 2022, da hatte ich den Einfall, die
Idee einen „Single- oder Kennenlernen-
Stammtisch" zu gründen, oder zu machen.
Zur Wohneinrichtung gehört auch zur Inklusion
ein Café in meinem Ort und sie hätten mir die
Räumlichkeiten für einen bestimmten
Tag/Abend bereitgestellt. Ich arbeitete ein
Schreiben aus und erklärte wie ich mir so einen
Kennenlernen-Stammtisch vorstellen könnte:
So wie beschrieben hätte ich mir so etwas
vorstellen können.

**Jeden ersten Samstag im Monat findet im
Café Ikigai- ein Treffen statt, für Personen
von 18 – 55, die nette Kontakte suchen,**

**sich vielleicht alleine fühlen, gerne herzliche, nette Gespräche führen, sich für neue Freundschaften interessieren und eigentlich nicht wissen wo/wie, oder mit wem man sich sonst so treffen könnte, oder dem es genauso geht.**

Da ich diese Aktion ja dann irgendwie bekannt machen müsste, über Facebook, Zeitung, oder Plakate, . . . und da ich ja dann der „Sprecher" von diesem Stammtisch sein müsste, verlor ich ehrlich gesagt den Mut so ein Vorhaben auf die Beine zu stellen.
So nahm ich mir Ende 2023 vor, im neuen Jahr **soll und muss** alles besser und anders werden!

Folgender Songtext beschäftigte mich und ging mir Nahe, wenn ich über mein damals trauriges Leben nach meinem Unfall nachdachte:

*Ertrinkend am Leben,*
*gefangen im Sein,*
*erschöpft von der Welt,*

erschöpft von mir selbst
und immer allein.
*Geiler Gitarren und Schlagzeug Sound*
Ich seh Familie
und Freunde um mich.
Der Kühlschrank ist niemals leer.
Ich bin zufrieden und hab Geld,
Ich kann mich gar nicht beschweren.
Doch tief in mir,
habe ich dieses Gefühl,
diese Gedanken, diese Emotion.
Die eine Frage stellt mir immer wieder
ein Bein,
warum kann ich nicht glücklich sein?
Ertrinkend am Leben,
gefangen im Sein,
Ertrinkend am Leben,
gefangen im Sein,
erschöpft von der Welt,
erschöpft von mir selbst

*und immer allein.*
*Jede Verpflichtung treibt Schweiß ins*
*Gesicht,*
*jede Verabredung schmerzt.*
*Die letzte Scheiße liegt grad hinter mir,*
*kommt schon die nächste daher.*
*Ja tief in mir habe ich dieses Gefühl,*
*diese Gedanken, diese Emotion.*
*Die eine Frage stellt mir immer wieder*
*ein Bein,*
*warum kann ich nicht glücklich sein?*
*Ertrinkend am Leben,*
*gefangen im Sein,*
*Ertrinkend am Leben,*
*gefangen im Sein,*
*erschöpft von der Welt,*
*erschöpft von mir selbst*
*und immer allein.*

*Leben heißt leiden zu sehn.*
*Leben heißt nie zu verstehn.*

*Ertrinkend am Leben,*
*gefangen im Sein,*
*Ertrinkend am Leben,*
*gefangen im Sein,*
*erschöpft von der Welt,*
*erschöpft von mir selbst*
*und immer allein.*

Einen irgendwie großen Vorteil den ich durch mein schlechtes Gedächtnis habe ist:

- dass ich leider oft abspielende Enttäuschungen + Missgeschicke, momentan schweren Liebeskummer schnell wieder vergesse                                und
- da ich großer Mysterie- , Thrillern  und Drama- Film Fan bin und mit etwa 90 DVD's die ich habe, wo ich jeden Film bereits 15 mal, oder öfters ansah, jedes mal wieder fast neu für mich ist und ich gespannt bin, was passiert, oder bei Krimis überrascht bin, wer der Mörder ist.

Ich arbeitete wahrhaftig etwa 20 Jahre daran,
oder war damit beschäftigt mein erstes Buch
über mein Unfall Schicksal und mein leidendes
Leben zu schreiben. Durch meine
Schlafprobleme, stand ich oft genug auch
schon nachts um 3:30 Uhr, oder früher auf und
setzte mich an meinen PC um an meinem
ersten Buch weiter zu schreiben.
Ich suchte auch sehr lange nach einem
Buchverlag, den ich mir leisten konnte.
Ich fand dann einen günstigen Verlag, der erst
druckt wenn ein Buch verkauft wird.
Mir machte es auch riesigen Spaß täglich nach
der Arbeit und an den Wochenenden daran zu
arbeiten.

Ich bekam auch viel und umfangreich Lob von
Verwandten, Freunden, Vorgesetzten/Kollegen,
Pflege-Schülern, von Vorgesetzten und
Kollegen in meiner jetzigen Arbeitsstelle – von
der ich noch erzählen werde.

Man sagte mir, dass meine Geschichte äußerst

ehrlich, berührend und spannend geschrieben
sei und man eigentlich gar nicht mit lesen
aufhören möchte, da man immer gespannt ist
was als nächstes passiert.

Da ich äußerst interessant, ereignisreich/
berührend und ehrlich geschrieben habe, mit
Unfall-Unglück, einem von 0 neu anfangendem
Leben, Krankenhaus/Reha Ereignissen,
differsen Defiziten/Desastern,
Gedächtnisproblemen, zwei neuen
Berufsausbildungen, Verlust der
Freundschaften, vielen berührender
Songtexten, doch auch mit oft witzigen, netten,
manchmal peinlichen Urlaubserinnerungen und
vielen negativen aber auch ein paar
beeindruckende, berührende und positiven
Anteilen    –    war das unter anderem ganz
im Groben die Teile meines ersten Buches.
Mein 12 Jahre jüngerer Bruder ,der jetzt mit
seiner Frau das elterliche Autohaus betreibt,
zahlte mir die Buchveröffentlichung, wofür ich
ihm wirklich sehr, sehr dankbar bin!
Mein Buch verkaufte sich seitdem um die

200mal worauf ich außerordentlich stolz bin,
da es anscheinend nicht nur Verwandte und
Bekannte kauften. Ich hatte auch mehrere
positive Amazon Kundenbewertungen von
fremden Personen.
Die Veröffentlichung meines Buches:

**Wie´s kommt, so kommt´s – Die Hoffnung
stirbt zuletzt**   -   war am 23.Oktober 2020.

Was mich zusätzlich extrem motivierte, war
dass mich 4 oder 5 Personen gebeten haben
ihnen eine Widmung mit Unterschrift in ihr
gekauftes Buch zu machen.

So schrieb ich auch einem meiner ehemaligen
Lehrer von mir einen netten Satz in mein/sein
Buch und ich machte ihm damit eine große
Freude.
Ich war ja so stolz darüber und hoffe ich werde
ähnlich stolz sein nach der Veröffentlichung
meines zweiten Buches.

Als ich noch einen Verlag suchte, fragte ich

auch bei der Allgäuer Zeitung nach, wie genau
eine Buchveröffentlichung funktioniert.
Ein Mitarbeiter der Zeitung erklärte mir was
ich wie anstellen sollte oder könnte um mein
Buch heraus zu bringen.
Ich wohne/lebe eben seit 2018 in einem
**Ambulant betreutem Wohnen**, was
schwerpunktmäßig und vorrangig ein
Mutter/Kind und Jugend-Wohnheim ist. Ich
habe zweimal wöchentlich ein Gespräch mit
einer Betreuerin, die mich immer unterstützt
und sich für mich einsetzt.
Da ich für die Umschulung als Bürokraft sehr
viel und oft mit lernen beschäftigt war, legte
ich eine längere Pause ein, das erste Buch
weiter zu schreiben. Anschließend war mir
alles andere wichtiger und ich hatte auch
keinen Antrieb mehr an meiner Geschichte
weiter zu schreiben. Aber da mir meine
Betreuerin beim ersten Schritt weiter zu
schreiben half, ging es dann fast wie von
selbst! Diese Betreuerin, ist eine
beeindruckende, hilfsbereite und
bewundernswerte/liebe Person, die ich in

meinem ersten Buch immer mit frechen, aber nie wirklich böse gemeinte Worten immer schlecht, bedürftig und altersschwach machte. Ich machte mich eigentlich immer nur frech, lustig über ihr hohes, verbrauchtes Alter – Sie ist zwar eigentlich „nur" ein paar Jahre älter als ich, aber ohne das ich jetzt wieder frech werden möchte, doch man sieht es ihr einfach an, dass sie in ihrem hohem Alter jetzt besser etwas Kürzer treten soll, oder muss – was sie mit einem arbeitsfreien Montag den sie ja seit kurzem macht – vermutlich eingesehen hat. ☺ Sie ist oder war mir niemals böse und hatte/hat dann meist auch einen passenden Spruch, den sie mir dann an den Kopf wirft. ☺

Da ich leider kaum gute Freundschaften/ Kontakte habe, schrieb ich ja schon mein erstes Buch „leider" komplett selbstständig und alleine. Von meinen zwei großen Wünschen die ich seit meinem Unfall-Schicksal habe war der Erste: Meine Geschichte über den Unfall, mein

eigenes Buch zu schreiben – was ich nach 2
Jahrzehnten ja endlich geschafft habe.
Mein zweites großes und vielleicht nie
erreichbares Ziel ist es mein Leben, mein
Schicksal irgendwie in eine TV Sendung/
Beitrag, in einer TV Reportage/ -Magazin, zu
zeigen. Mein aller größter Wunsch wäre es
wenn sogar einen Film über dieses gut-
gegangene Unfall-Schicksal gemacht würde.
Nachdem es mein erstes Buch in der
Buchhandlung, bei Amazon, oder Weltbild, . . .
zu kaufen gab, schrieb ich den verschiedensten
Fernseh- -magazinen eine e-mail, schilderte
ihnen meine Geschichte und hoffte leider
immer vergebens, dass sie mir antworten und
mit mir Kontakt aufnehmen.
Da mir die Art seiner Filme gefällt schrieb ich
sogar Till Schweiger eine e-mail. Außerdem
versuchte ich über Antenne Bayern, Facebook
und ein paar anderen große Unternehmen zum
Erfolg zu kommen, wurde aber leider immer
ignoriert und niemand antwortete mir, oder es
wurde mir geschrieben dass sie es zwar
erstaunlich finden, was ich geschafft habe, aber

zur Zeit nicht in ihre Themenauswahl passe.

Mit Hilfe dieser zwar netten aber „sagen wir
nur" reifen Betreuerin, ☺ die mich zum
Schreiben meines zweiten Buchs ermutigte
habe ich die Hoffnung, dass diese erzählte
Geschichte, dieses Buch noch
ergreifender/berührender und hilfreicher wird –
als das Erste.

Der Beschäftigte der Allgäuer Zeitung, den ich
fragte wie so eine Buchveröffentlichung
aussieht, erkundigte sich über mein erstes,
veröffentlichtes Buch und fragte ob die Zeitung
einen Bericht über mich und mein selbstständig
geschriebenes Buch machen darf.
Ich war begeistert und beeindruckt von dieser
Idee und willigte sofort ein.
Ein paar Tage darauf rief mich eine Reporterin

der Zeitung an und machte mit mir einen
Termin für ein Interview aus.
Dieses Interview (mit Bild für die Zeitung von
mir) dauerte fast eine Stunde und stand 8 Tage
später in der Allgäuer Zeitung.
Unter anderem stand folgendes in dieser
Anzeige:

### Der Mutmacher

**Portrait: Ein Autounfall stellte das Leben
von Andreas K. am 03.01.2000 völlig auf
den Kopf. Die Ergebnisse und Folgen
schrieb er in einem Buch nieder.**
**Wie es der Allgäuer schafft, trotz schwerer
Schicksalsschläge glücklich zu sein.**
Ich erzählte das ich damals einen
Sekundenschlaf hatte und eben seit diesem
Unfall behindert bin.
**Da er auch sprechen, laufen, rechnen,
schreiben, Schuhe binden – alles wieder neu
erlernen musste, war er 1 Jahr und 8
Monate im Krankenhaus/Reha. Aufgrund
seiner Kopfverletzungen hat er jetzt schwere**

Gedächtnisprobleme und kannte auch kaum jemanden mehr.
Als er auf Reha war, alle Freundschaften verlor fing er an ein Buch zu schreiben. ...

**Er will mit diesem Buch und vielleicht einem TV Beitrag zeigen und beweisen, dass für ihn das Leben lebenswert ist, trotz erheblicher Einschränkungen durch seinen Unfall.**

Dieser Zeitungsartikel war eine ganze Seite groß, was mich sehr stolz machte! Und die Tage nachdem diese Anzeige in der Zeitung stand, sprachen mich Leute an und waren erstaunt was ich bis jetzt erlebt habe, oder erleben muss.

Hier ein kleines, peinliches Beispiel, was mir,
durch mein beschädigtes Gedächtnis passierte:

Ich unterhielt mich, oder flirtete mit einer etwa
30 jährigen, partnersuchenden Frau in einer
Bar, musste dann aber mal auf die Toilette. Ich
kam ein paar Momente später wieder zurück,
doch die Frau war nicht mehr da. Was ich sehr
schade fand, da sie nett war und einen verständnisvollen, sympathischen Eindruck
machte und auch sehr gut aussah. Ich wartete
kurz, trank mein Bier aus und ging dann
enttäuscht wieder nach Hause.
Die Woche drauf, erzählte mir eine Angestellte
dieser Bar, die das Mädchen kannte mit der ich
sprach, dass diese Dame nur bei ihren
Freundinnen stand und sich mit ihnen unterhielt und auf mich wartete.
Dadurch dass ich nach meinem Toilettengang
nicht nur ihren Namen nicht mehr wusste,
sondern mich eben auch nicht mehr erinnerte
wie sie aussah, dachte ich das sie mich
abblitzen ließ und die Bar verlassen hat. So war
ich eben traurig und ging mal wiedermal total

gefrustet und enttäuscht nach Hause. Sie stand nur nicht mehr genau dort, wo ich mich vor meinem Toilettengang mit ihr unterhielt.

Für mich ist es zwar nicht immer, aber äußerst oft wirklich so, als sehe ich Personen, die ich eigentlich von irgendwo her kenne, oder kennen sollte/müsste sie zum Ersten mal sehe und es ist leider wirklich so als ob ich noch nie mit diesem Menschen gesprochen, was getrunken, oder gelacht habe.

Ich bin bei meiner stets vergeblichen Partnersuche zwar noch nicht so weit das ich jedes weibliche Person als Partnerin nehmen würde, sonst würde folgender Songtext wohl genau auf mich zutreffen.

*Wenn wir um die Häuser ziehn,*
*bleibt mir nichts als zuzusehn.*
*Meine Kumpels haben Spaß,*
*ich häng wieder nur am Glas.*
*Warum sprech ich keine an,*
*warum steh ich nicht mein Mann.*
*Ich trink meine Flasche aus,*
*zahl den Deckel will nach Haus*
*Auf einmal steht sie an der Bar,*

*in besten Jahren, blondes Haar.*
*Sie winkt mich lächelnd zu sich hin*
*und fragt mich ob ich ganz allein hier bin.*
*Ganz schnell aus dem Taxi raus*
*stehn wir jetzt vor ihrem Haus.*
*Ihre Blicke sagen mir,*
*was hier heute noch passiert.*
*Jetzt wirft sie mich auf den Tisch,*
*wo sonst die Familie isst,*
*löscht die Lichter zieht sich aus*
*und reißt meine Hose auf.*
*Auf einmal kommt sie mir ganz nah,*
*bringt mich dahin wo ich nie war.*
*Ich gebe mich ihr völlig hin*
*und hoffe dass ich nicht am träumen bin.*
*Auf alten Schiffen*
*lernt man besser das fahr'n*
*wie man sagt, ich weiß es ist wahr.*
*Du zeigst mir Orte die ich vorher nie sah.*
*Kein Tabu – das alles bist du.*

*Auf alten Schiffen lernt man besser das fah'n*
*wie man sagt, ich weiß es ist wahr.*
*Du zeigst mir Orte die ich vorher nie sah.*

*Kein Tabu – das alles bist du.*

Letztens stehe ich an der Fußgängerampel,
gegenüber ein junges, nett aussehendes und
hübsches Mädchen – sie winkt und lächelt -
ich lächle entzückt zurück, ging über die
Straße, doch mehr als ein - KENNEN WIR
UNS konnte ich nicht sagen.
Sie antwortete - Ich bin´s doch Tiffie!
Tiffie, Tiffie, woher kennen wir uns fragte ich.
Wir wohnen doch im selben Haus.
Ich sagte dann zwar, ach ja. Kannte sie aber
nicht wirklich.


**Diese Sache ist etwas, was mich immer mal
wieder an mir zweifeln lässt und mich
traurig und auch deprimiert macht!**

Oder wenn ich von der Innenstadt die letzten
400 Meter zu meiner Wohnung laufe und mir
eine Frau mit Kinderwagen entgegen kommt,
bin ich freundlich und sage meist
Ah Hallo – wie geht' s dir, alles okay?

Mir ist es blöderweise schon sehr oft passiert
das ich nur verwundert angesehen werde, die
Frau dann einen Schritt schneller unterwegs ist
und ganz flink weg ist, ohne etwas zu sagen.
Ich grüßte eigentlich nur, da ich mir immer
denke – eine Frau mit Kinderwagen, auf dieser
Straße, das ist bestimmt eine betreute Frau von
dem Mutter-Kind Wohnheim, wo ich wohne.
Oft ist das nicht so und diese fremde,
angesprochene Frau denkt sich vielleicht, daß
ich irgend ein Verbrechen, oder etwas anderes
vor habe – da ich sie ansprach.

Zurück zum Arbeitsproblem:
Ich arbeitete in verschiedenen Bereichen der
Werkstatt vom g– Bereich, aber ich fühlte mich
nirgends wohl. Nicht dass ich besser, oder
weniger behindert bin, **aber meine Haupt-
Einschränkung ist eigentlich „nur" mein
Gedächtnisproblem.**
Ich machte auch ein Praktikum auf dem 1.
Arbeitsmarkt, in einem Betrieb, der mit
psychisch eingeschränkten/kranken Menschen
arbeitet, wo ich als gelernte Bürokraft sehr

gerne war und ein hervorragendes Praktikumszeugnis bekam. Man hat mir aber schon zuvor leider gleich gesagt, dass ich gerne wieder mal ein Praktikum machen könnte, aber sie mich nicht einstellen können und mich nur auf eine lange Warteliste schreiben können, da sie eigentlich mit Arbeitskräften überbesetzt sind.

Ich schilderte auch dem Sozialdienst meiner Behinderten Werkstatt mit dem ich ein längeres Gespräch hatte meine Lage und meinen Weg wie ich auf dem zweiten Arbeitsmarkt kam und meine Unzufriedenheit darüber. Was der Sozialdienst, meine Gruppenleiterin und auch mein behandelnder Arzt verstehen konnten, dass ich im g-Bereich der Werkstätte nur sehr widerwillig arbeitete.

Alle meinten, dass ich mit meinen „einfachen" Einschränkungen absolut nicht richtig in einem g-Bereich einer Behinderten Werkstatt bin! Da ich nach meinem Verkehrs Unfall ja sogar 2 neue Berufsausbildungen gemacht und geschafft habe, etwas dichten kann und obendrein ein Buch über mein Leben, mein Unfall Schicksal geschrieben habe. Es werde nach 12 Jahren im g-Bereich nun endlich veranlasst, dass ich mir mal den (psychisch-beeinträchtigten) p-Bereich der Behinderten Werkstatt mir mal anschauen darf.

Nächster Spitzen-Song von Weimar entspricht vollkommen dem Ablauf meines Lebens zu gegenwärtigem Zeitpunkt.

*Du bist nicht wie ich*
*und du wirst nie so sein*
*Du bist ein Teil von Nichts*
*und du bist ganz allein.*
*In deiner Scheiß-Welt*
*von der du dir versprichst*
*das sie dich achtet,*
*solang du hörig bist*
*und immer freundlich tust,*

*keine Fragen stellst, die Regeln
akzeptierst und  deine Fresse hältst.
Solange ist alles prima
und alles schön,
du kannst wegrennen, oder du bleibst
steh – oder du bleibst stehn.
Die ganze Welt zeigt mir den Finger,
aber das ist mir egal.
Das Wasser könnt ihr
mir nicht reichen,
dafür könnt ihr mich allemal.
Soll´n die Vögel mich doch hassen,
doch sie kriegen mich nicht klein.
Ich bin anders als die anderen –
und ich will auch anders sein!*

*Vielleicht bist du nicht dumm,
aber du bist naiv.
Gug dich doch hier mal um
sei etwas objektiv.
Was hat sie dir gebracht*

deine Arschkriecherei,
kein Stück vom Himmel
und auch keine Glückseligkeit.
Zeiten ändern sich,
Zeiten ändern dich,
Zeiten verändern alles.
Vergiss bloß eines nicht,
du kannst auf Knien rutschen,
oder aufrecht gehn.
Du kannst wegrennen,
oder du bleibst stehn – oder du bleibst
stehn.
Die ganze Welt zeigt mir den Finger,
aber das ist mir egal.
Das Wasser könnt ihr mir nicht reichen,
dafür könnt ihr mich allemal.
Soll'n die Vögel mich doch hassen,
doch sie kriegen mich nicht klein.
Ich bin anders als die anderen –
und ich will auch anders sein!

*Nicht jeder Herde muss man folgen,*
*nur um nicht allein zu sein.*
*Jeder lebt sein Leben selber.*
*Jeder stirbt für sich allein.*
*Lass deinen Willen dir nicht brechen,*
*begegnen sie dir auch mit Spott.*
*Trag die Wahrheit stets im Herzen,*
*wie der Mann, so auch sein Gott.*
*Die ganze Welt zeigt mir den Finger,*
*aber das ist mir egal.*
*Das Wasser könnt ihr mir nicht reichen,*
*dafür könnt ihr mich allemal.*
*Soll'n die Vögel mich doch hassen, doch*
*sie kriegen mich nicht klein.*
*Ich bin anders als die anderen –*
*und ich will auch anders sein!*

Ich machte ein Praktikum in der Behinderten Werkstatt für psychisch Behinderte – wo es mir auf Anhieb sehr gut gefiel. Da dort viel weniger Menschen arbeiten, muss oder

brauchte ich mir dort auch weniger
Namen/Gesichter merken.

Manche Beschäftigte in diesem Bereich sind
zwar ebenso von Geburt an, aber einfach
anders behindert – und in meinen Augen „nur"
eingeschränkt sind. Dort sind viele
hauptsächlich z.b. durch eine Psychose, einer
Depression, Burnout,
Minderwertigkeitsgefühlen, . . . eben psychisch
eingeschränkt, aber geistig voll da und relativ
fit.

Da mir bis auf Thomapyrin intensiv wirklich
nichts gegen meine ständigen Kopfschmerzen
geholfen hat, erkundigte ich mich im Internet
und fand schließlich heraus. -
Das „Heilmittel" *medizinisches Cannabis* soll
bei Schmerzen und auch bei Angstzuständen
sowie Schlafproblemen helfen, so sah ich
dieses „Mittel" als genau richtig für mich an.
*Medizinisches Cannabis* wird nur von wenigen
Privatärzten verschrieben und ich bin eben ein

Kassenpatient.
Ich habe erfahren das ein Privatarzt in einer
Nachbarstadt auch Kassenpatienten aufnimmt,
behandelt und ihnen medizinisches Cannabis
bei Bedarf verschreibt.

Dieser Arzt erfasste bei einem persönlichen
Aufnahme-Gespräch meinen Krankheitsverlauf
sowie meine Probleme und legt eine neue
Krankenakte für mich an.Wofür er einmalig
80€ verlangte. Was ich aber gerne bezahlte, da
ich das Geld ja in meine Gesundheit
investierte!

Ich schilderte ihm mein Leiden und er
verschrieb mir 20 Gramm medizinisches
Cannabis einer bestimmten „Sorte/Art".
Dieses medizinische Cannabis musste ich in
einer bestimmten online- Apotheke bestellen,
wo mich eben nur 20 Gramm 120€ kosteten.
Da ich eben Nichtraucher bin kaufte ich mir
auch einen teuren Inhalator und fing an, wie
mir der Privatarzt sagte es jeden Abend
einzunehmen. Ich nahm es ca. 6 Wochen

täglich ein, aber ich wurde davon weder müde, noch konnte ich durchgehend, oder besser schlafen. Mir reichte dieses Mittel drei Monate lang, doch eben mit 0 Wirkung und kaum spürbarem Erfolg. Die weiteren Privatarzt Termine kosten jedes mal 50€ und mir wurde nun eben immer eine andere, „stärkere" „Sorte" verschrieben, die mich immer ca. 120€ - 160€ kosteten, doch eben jedes mal mit wenig Erfolg. Nach dem vierfachen erfolglosen Besuch des Privatarztes beendete ich das Thema medizinisches Cannabis wieder.
Ich weiß nicht weshalb ich oder mein Körper/Kopf nicht darauf reagierte, doch ich glaube, oder vermute, dass dadurch das ich nichts mehr rieche/schmecke nicht darauf reagiere.

- Ich habe eben seit langer Zeit starke Kopfschmerzen und nahm täglich häufig 3 oder mehr Schmerztabletten ein,
- medizinisches Cannabis wirkte nicht,
- ich gehe meist alleine aus und bin

dadurch oft einsam und deprimiert, mir
fehlen einfach Freunde
- mir fehlt eine mich liebende Partnerin um
meine Zukunft wieder schöner und
positiver zu machen,
- ich muss zum schlafen täglich viele
Medikamente einnehmen,
- ich kann mir schwer, oder kaum die
Namen zum dazugehörigen Gesicht
merken.

# MICH ÄRGERT UND QUÄLT MEINE JETZIGE, AKTUELLE SITUATION EXTREM ! ! !

Mein Neurologe und meine Hausärztin
organisierten für mich eine 4 wöchige
Schmerztherapie in Enzensberg in den Bergen.

**Mein großes Ziel war es:**

Mit Hilfe einer erfolgreichen Schmerztherapie
meine ständigen Kopfschmerzen weg zu
bekommen und vielleicht meine Schlafprobleme zu reduzieren.
Außerdem würde ich gerne meinen Arbeits-
Alltag nicht mehr in einem g-geistig
beeinträchtigten Bereich der Behinderten
Werkstatt verbringen – und vielleicht bald in
den p- Bereich (psychisch beeinträchtigten) zu
wechseln um mich damit wieder etwas mehr
dazu gehörig und wohler zu fühlen.
Außerdem hoffe ich, ich kann mich mit p-
Bereichs Kollegen, mit deren Einschränkungen
eher identifizieren und wiederfinden.


In Enzensberg hatte ich dann zwar anfangs,
also so 3,5 Wochen :-) gewisse Orientierungs-
Probleme, aber jede Therapie, Anwendung,
jedes Arzt-, Psychologen Gespräch tat mir gut
und hat mir geholfen.
Dort wurde auch mit Tests herausgefunden,
dass ich eine „leichte" Prosopagnosie, also eine
Gesichterblindheit habe, was ich ja mehr oder

weniger schon wusste und ich mich eigentlich
nicht darüber gewundert habe.
Das Schlimme daran war aber, das man mir
sagte, das es dafür, bzw. dagegen keine
Therapie, kein Medikament, oder sonst irgend
etwas gibt -

UND DAS HAT MICH EHRLICH
GESAGT SCHON GESCHOCKT UND
AUCH TRAURIG GEMACHT! ! !
Ich dachte mir eigentlich immer - naja, so bin
ich halt und wenn es mich mal zu sehr nerven,
oder stören würde, dann mache ich halt mal
wieder so ein Gedächtnistraining, oder so was
und dann wird dass schon wieder besser, oder
mir wieder ausreichen.
Aber das es gegen diese
Krankheit/Einschränkung nichts gibt, ist es
schon traurig, oder frustrierend.


Da ich seit meinem Unfall täglich mindestens 3
Schmerztabletten und 7 verschiedene
Schlaftabletten + Tropfen einnahm, die mich

eigentlich immer nur am nächsten Arbeitstag müde machten, hoffte ich diese Schmerztherapie hilft mir ein klein wenig mit Allem besser zurecht zu kommen.

Ich hätte wirklich niemals gedacht, dass mir dieser Schmerz-Therapie-Aufenthalt ausreichend hilft, meine immer wieder auftretenden Probleme in den Griff zu bekommen, aber dadurch dass ich gute Psychologen, Therapeuten, Arzt- und Mitpatienten Gespräche hatte **bekam ich auch wieder mehr Selbstbewusstsein** und ich war nun endlich wieder ausreichend glücklich und zufrieden!

**Jetzt habe ich nach langer Zeit wieder Spaß am und im Leben! Meine Fröhlichkeit und Leichtigkeit steigerte sich, meine Lebensfreude war wieder da und ich hatte einfach wieder eine außerordentliche, enorme Zufriedenheit!**

*Wir haben jetzt 2024 – Grund warum ich auch mein zweites Buch schreibe -*

*Ich bin nach langer Zeit unglaublich zufrieden und habe eine überwältigende Freude! ENDLICH*

In meiner Arbeit war ich immer, wirklich immer total freundlich, lieb und nett, ich unterhielt mich mit jedem, machte Späße und ließ mir wirklich nie etwas anmerken, aber es belastete mich ehrlich gesagt außerordentlich, da ich mich einfach ungleich zu jedem Beschäftigtem im g-Bereich ansah.

Eben die einzige Forderung die ich wirklich hatte war, wie schon erzählt das ausrechnen wie viele Schachteln sich auf einer Palette befinden – was ich jedes mal gut und richtig machte.
Der Grund war wohl, als ich damals 2005 nach Kaufbeuren zog und ich Mitglied eines Dartvereins wurde. Da man bei Dartspielen ja

eigentlich bei jedem Wurf gerechnet wird, oder gerechnet werden sollte, war dass richtige Rechnen relativ unproblematisch für mich. Wie oft warfen mit damalige, ehemalige Dartkollegen vor, ob ich zu blöd zum richtigen rechnen sei, weil ich oft verlor. Gerechnet habe ich immer relativ schnell und richtig - „keine Ausrede"
Ich tat mir bei Würfen oft schwer das richtige zu treffen, da ich mir ja mit nur einem Auge nicht so richtig problemlos und gut zielen kann.


Veränderung kann schmerzhaft sein,
aber nichts schmerzt auf Dauer mehr,
in einer Arbeit zu bleiben, wo man nicht
hingehört und sich nicht dazu-gehörig fühlt.


Folgender Songtext entspricht und zeigt
haargenau meine Gefühlslage:

## *Zahme Vögel von Weimar*
### *Du hast ein Auto der neuesten*

*Generation und selbstverständlich auch das neueste iPhone.*
*Dein Job ist zwar beschissen,*
*aber du bist auch nicht schlau*
*dafür hast du hippe Jeans*
*und einen Flachbild TV.*
*Du hast mehr als die Meisten und trotz alledem beklagst du dich,*
*weil irgend etwas fehlt, aber was dir fehlt das weißt du nicht.*
*Denn im Grunde hast du alles,*
*was man sich so wünschen kann -*
*vergessen hast du nur,*
*das man Glück mit Geld*
*nicht kaufen kann.*
*Du hast dein Leben gegen dieses ganze Zeug getauscht,*
*gegen den Willen das zu tun woran du selber glaubst.*

*Du bist der*
*der sich jeden Tag belügt,*
*den der zahme Vögel*
*singt von Freiheit -*
*der freie Vogel fliegt!*

*Zahme Vögel singen dir ein Lied von*
*Freiheit und freie Vögel fliegen und*
*weht ihnen der Wind*
*auch ins Gesicht.*
*Zahme Vögel singen dir ein Lied von*
*Freiheit und freie Vögel fliegen*
*hoch zur Sonne, durch die Wolken in das*
*Licht.*

*Montag morgen, Termin bei der Bank*
*Dispo Überzogen – naja Gott sei Dank,*
*konnten sie das Limit noch ein kleines*
*Stück erhöhn.*

*Die Sonne scheint,*
*erst mal eine C´hai Latte trinken geh´n*
*Du machst irgend etwas falsch,*
*doch bevor du´s hinterfragst*
*kaufst du Zeug um Leuten zu*
*imponieren die du überhaupt*
*gar nicht machst.*
*Du kannst haben was du willst,*
*doch im Grunde hast du nichts,*
*denn alles was du hast*
*besitzt eigentlich dich.*
*Das ist ziemlich kompliziert,*
*herzzerreißend und banal.*
*Nimm dir die Zeit und*
*frag dich selber mal,*
*warum singt der Vögel*
*immer nur das gleiche Lied,*
*während der freie Vögel fliegt.*

*Zahme Vögel singen dir ein*

*Lied von Freiheit*
*und freie Vögel fliegen*
*und weht ihnen der Wind*
*auch ins Gesicht.*
*Zahme Vögel singen dir ein*
*Lied von Freiheit*
*und freie Vögel fliegen*
*hoch zur Sonne,*
*durch die Wolken in das Licht.*

. . .

Meine Erinnerungen von Ereignissen und
Namen die ich vor meinem Unfall hatte und
wusste waren leider sehr gering, doch ich hatte
oft irgendwelche Sachen im Kopf die von
damals waren.
So wusste ich noch den Namen des
„Bierfahrers" - Walter kam alle 2 Wochen und
brachte uns die bestellten Getränke, oder ich
weiß noch den Namen der irgendwie
Verwandten Ricky, die glaub die
Halbschwester meiner Mutter war, oder Oli,
der ein guter Freund meines Onkels war und

mir und meinem Bruder ein Ferngesteuertes
Auto zusammen gebaut hat. Ich weiß auch
noch dass ich in einem Faschings-Sketch
mitgemacht habe, wo ich einen Fernseh-
Moderator spielte. Ich erinnere mich auch noch
gerne an Ewald, der Onkel meines Vaters der
oft mit seinem Dackel im Korb spazieren fuhr,
oder alte Urlaube mit meinen Eltern in
Jugoslawien, wo wir auf der Insel Rab im Ort
Subedarscá Draga unser Hotel hatten, oder in
Bibione wo wir Kinder gern auf dem Luna-
Park waren, oder ich als Teenager auf der
Highway-Fete jährlich war, oder als die ältere
Dorfjugend ein oder zwei mal eine Psycho
Chicken Fete im Ort veranstaltetten, oder das
Rainer der über mehrere Ecken mit mir
verwandte Junge wo 1 Jahr älter als ich ist eine
Koch Ausbildung im Ort wo meine Großeltern
lebten machte, oder ich dann mit meinem Auto
oft in der Dösinger Bude war. Ich war auch als
Kind oft mit meinen Eltern und Fritz der ein
guter Familienfreund war in den Bergen beim
wandern, ich weiß auch noch das oft der beste
Faschingsball, der Hausball beim Untern Wirt

in Oberostendorf war, oder Erinnerungen an Klara, die ein kleines Geschäft im Ort hatte, gute Feste waren auch ab und zu mal in Kaufbeuren, in der Zepelinhalle, ich bringe glaube ich noch die komplette Belegschaft zusammen als ich Lehrling als Automechaniker bei Autohaus Langer war, oder daß der Lieblings-Song eines alten Freundes Poison war, ein anderer Freund wurde Maler und machte seine Ausbildung beim Smida in Germaringen, ein Freund lernte Maurer in der Baufirma in meinem ehemaligen Wohnort, oder ich kann mich noch an den „Spinner" erinnern, der bei der WM 1990 als wir in Bibione – Italien waren bei jedem Spiel besoffen herum schrieh das Deutschland der wahre Weltmeister ist – womit er ja letztendlich auch recht hatte. Ich wusste auch noch dass ich als Fußballspieler mein erstes Tor mit links in der E, oder C Jugend gegen Neugablonz geschossen habe, oder dass mein damaliger Lieblingsspieler vom FC Bayern damals Carsten Jancker war, oder eine Freundin meiner Eltern mit denen sie alle paar Wochen gekegelt haben war die Häusle-Donie, da sie als kleines Geschenk, wenn sie meine Eltern besuchte oft ein Spielzeug Häuschen für mich mitgebracht hat, oder mein Vater hatte in seinem „Schnaps-Schrank" immer einen Chantré, oder ab und zu mal einen Schluck trank, oder was mir jetzt im nach-hinein etwas peinlich ist – ich habe mit 15 oder 16 noch Daumen gelutscht, oder beser gesagt an der linken Hand den Zeige, sowie den Mittelfinger, wo ich als Kind immer mein Nozi-Kissie dazu hatte.

Auf so manch Erinnerung von damals hätte, oder würde ich gerne verzichten und dafür wäre es mir lieber neu ereignete Angelegenheiten, oder Personen/Namen würden in meinem Kopf bleiben.

Ich habe ja eigentlich große Probleme mit meinem Gedächtnis, doch ich entdeckte in mir das wirklich positive, „poetische" Talent, dass ich jetzt ein wenig dichten kann. Ich dichtete eben vielen netten, Schwestern -schülerinnen,

oder „neu" kennen gelernten, möglichen,
zukünftigen Partnerinnen, jeder ein paar,
immer neu ausgedachte, schöne Strophen. –
wie ich schon in meinem ersten Buch
ausführlich darüber geschrieben habe.
Ich erstellte sogar vorsorglich einen
gedichteten Heiratsantrag, für eine Frau wo ich
nicht weiß ob es sie gibt, oder ob es sie jemals
für mich geben wird.

Ich spielte sogar mal in der Mutter/Kind
Einrichtung in dessen Gebäude meine
Wohnung ist, den Nikolaus und ich machte
nicht für die Kinder, sondern für deren Mütter
jeder einzelnen ein nettes, ;-) freches Gedicht,
das ich ihnen dann als Nikolaus verkleidet
vortrug.

Alle waren begeistert und entzückt über diesen
netten Nikolaus Auftritt, dass ich überlege so
etwas vor Weihnachten vielleicht mal wieder
zu machen.
Und da ich eben große Freude daran habe mir
nette und freche Strophen auszudenken, machte

ich auch als unsere Ausbildung als Altenpflegehelfer endete jedem unserer Lehrer eine kleine,
nette, aber irgendwie auch freche Strophe und
ich bekam viel Applaus dafür.

2025, also zu dem Zeitpunkt wo ich eigentlich
gerade damit beschäftigt war, oder bin dieses
Buch zu schreiben, mache ich mir zusätzlich
die Arbeit, die Aufgabe, das ich meinem
Gruppenleiter im p-Bereich, der am 11.06.
seinen Geburtstag hat und 50 wird ihm nette,
oder eher freche Strophen zu dichten um ihn
und auch meine Kollegen etwas zum lachen zu
bringen.

Und da ich ja schon mal in meiner
Wohneinrichtung all den Müttern ein freches
Gedicht machte, entschied ich mich nicht für
die im Haus lebenden Kindern, oder deren
Müttern, sondern all den Betreuern und
Betreuerinnen zum Nikolaus-Fest Gedichte zu
machen. Doch da ich schon im Januar 2025
damit anfing mir Gedichte einfallen zu lassen
und aufzuschreiben, habe oder hatte ich schon

im Mai alles gedichtet und für die Betreuer/-
innen schon 5 Seiten zusammen gereimt.

Hier eine kleine nette und freche Kostprobe
meiner Gedichte:

Unser Gruppenleiter ernährte dich in seinen
besten Jahren meist nur
von Bier und Zigaretten,
von Frauengeschichten weiß ich zwar nichts,
doch die gab´s bestimmt – da möcht ich wetten.

Oder

Angie´s harte Diagnose, ist nicht nur
altersbedingt Demenz und Arthrose,
ihr größeres Problem ist – sie will immer junge
und hübsche Männer um sich haben.
Dieses Problem ist wirklich schlimm,
das bekommt selbst die beste Tablette nicht
mehr hin.

Ich wohne seit 2005 alleine in Kaufbeuren und
da ich auch zu jetzigen Zeitpunkt, wo ich
dieses Buch schreibe, immer noch auf der
Suche nach der richtigen Partnerin für mich
bin, versuchte ich zwar schon damals 2006 mit
einem von mir organisiertem Speed-Blitz-
Dating eine Partnerin für mich zu finden.
Leider war das Interesse daran nicht groß, so
versuchte ich online über verschiedene Dating
Apps und auch über Facebook partnersuchende
Frauen aus meiner Nähe zu finden,

Ich fiel aber blöderweise, <u>mehrfach</u> auf üble
Betrüger rein.
Mir antwortete beispielsweise Frauen auf
Facebook, die ich anschrieb und sagte das ich
sie sehr gerne besser kennen lernen würde. Wir
schrieben uns täglich und da sie angeblich
wegen irgend einem Problem mit ihrem
Smartphone hatte, wechselte sie oft ihr Profil,
wo sie immer nur mit einem anderen Profilbild
zu sehen war. Ich dachte mir aber nichts. Sie
schrieb mir, dass sie ihr I-Phone reparieren
lassen müsse, sie aber diesen Monat kein Geld

dafür übrig hat und mir so nicht mehr
antworten kann. Sie fragte mich ob ich ihr über
Stream Karten Kauf weiter helfen könne? Sie
wollte von mir 10 Karten, aber ich hatte nur
Geld ihr 8 Stream Karten zu kaufen und sagte
ihr zu jeder Karte den Nummern/Zahlencode
durch – also ca. 160€ habe ich ihr gegeben.
Wir machten aus dass ich sie an einem Sonntag
Nachmittag mit dem Zug besuche. Ich leistete
mir ein Hin und Rückfahr-Ticket für 46€, fuhr
Vormittags vom Kaufbeurer Bahnhof los, war
mit umsteigen 1,5 Stunden im Zug und stieg
am Ziel aus. Ich stand am Bahnhof, niemand
war da. Da sie von nun an von mir nicht mehr
irgendwie erreichbar war, wurde ich wiedermal
einfach nur verarscht und mein Herz wurde
wieder einmal gebrochen.
Ich wurde 2023 und 2024 von schönen Frauen,
die mir über Facebook schrieben finanziell
schwer betrogen, was Trickbetrüger waren. Sie
baten mich ihr Geld durch/über Stream-Karten
für Essen, benötigte Medikamente für ihre
Oma, Geld für Online-Spiele zu geben um die
Kinder ihrer Nachbarin/Schwester auf die sie

aufpassen soll zu beschäftigen, oder ihr Geld für Benzin zu geben, da sie angeblich nur ein paar Städte weiter entfernt von mir wohnt. Da ich so leichtgläubig bin und endlich hoffe geliebt zu werden kaufte ich viele dieser Stream-Karten an der Tankstelle, wo eine Karte 20 € kostet und Wert ist.

Für mich war diese Methode um an Geld von anderen zu kommen völlig unbekannt und funktioniert folgendermaßen: Man kauft eben so Stream Karten pro Stück für 20€, an Tankstellen/Kaufhäusern, man rubbelt den Code der auf der Rückseite ist auf und man gibt diesen Code und eine Nummer die auf dem Kassenbon steht weiter und so kann diese andere Person dann für 20€ einkaufen und/oder etwas bezahlen.

Da meine Eltern mich ja betreuen und sahen das ein hoher Betrag von einer Tankstelle abgebucht wurde erzählte ich ihnen die Geschichte. Ich habe dann anschließend diese Karten nicht mehr mit meiner Bankkarte gekauft, sondern bar bezahlt, was meine Eltern über meine Bewohner/Betreuer von meiner

Wohnung erfahren haben. So waren meine Eltern zurecht ernsthaft am überlegen mich zu entmündigen.

Ich ging sogar zur Polizei und machte eine Anzeige gegen Unbekannt. Man sagte mir, dass es Betrüger seien – die leider nicht auffindbar sind. Und nach etwa 4 Wochen bekam ich Post von der Polizei wo es hieß, dass diese Anzeige nicht weiter bearbeitet wird, da man einfach nicht weiter ermittelt werden kann.

In einem Sprichwort heißt es doch, dass man Ereignissen, oder den vergangenen Abschnitten seines Lebens immer mit einem weinendem, aber auch mit einem lachendem Auge darauf zurück blicken soll. Was ich auch tue -

**Doch ganz ehrlich gesagt bin ich mehr als froh das ich erlebtes hinter mir habe und dadurch die Chance bekommen hab, auch durch negative Erlebnisse für die Zukunft zu lernen.**

Kurz zurück zu der Betreuerin, meiner
Wohneinrichtung – und einem der vielen
Gründe, weshalb ich mich immer mal wieder
über ihr Alter, bzw. ihre Vergesslichkeit lustig
mache:

Im Rahmen meiner Betreuung unternahmen
wir einen Ausflug ins Münchner Sea-Life.
Als wir in München ankamen, gingen wir erst
ein wenig durch die Stadt und gingen in ein
nettes Café. Auf dem Rückweg zum Auto
bemerkte meine Betreuerin das sie wohl ihr
Handy im oder vor dem Café liegen ließ. Wir
gingen zurück und suchten einige Zeit danach,
fanden es aber nirgendwo. Wir suchten gefühlt
eine Ewigkeit jede Stelle ab, wo es hätte sein
können. Wir riefen die Polizei an, ob das
Handy abgegeben wurde, doch hatten leider
kein Glück. Wir versuchten alles mögliche.
Auch eine Nachricht an den möglichen Finder:
„Wer dieses Smartphone findet, soll es doch
bitte zur Polizei bringen." Um trotzdem das
beste aus dem Tag zu machen, fuhren wir
weiter wie geplant in das SeaLife. Nachdem

wir einen tollen Rundgang durch das SeaLife hatten, rief plötzlich kurz vor Ende eine unbekannte Nummer einen weiteren Betreuer der mit dabei war an. Es stellte sich heraus das es die Polizei war, da unser vermisstes Handy tatsächlich abgegeben wurde. Erleichtert machten wir uns auf den Weg das Handy an der Polizeistation abzuholen. So wurde doch noch alles gut.

Solche oder so ähnliche Angelegenheiten passiert unserer Betreuerin zum Glück sonst nicht „sooo" häufig :-),

Kommen wir wieder zu mir:

Nach meiner 12 jährigen Beschäftigung im g-Bereich der Behinderten Werkstatt wechselte ich im Februar 2024, im Anschluss meiner Schmerztherapie die Anstellung und war von nun an Beschäftigter im p-Bereich.

**Nicht nur ich – ein Jeder kann und muss**

froh sein, dass es in Deutschland so was wie Behinderten Werkstätten auch für geistig behinderte Menschen - jung, oder alt gibt! Obwohl ich es eigentlich nicht zugeben möchte, aber ganz ehrlich gesagt bin auch ich eine nicht mehr vollwertige Arbeitskraft!

<u>Und selbst ich - wo mich eigentlich als vielleicht nicht so stark beeinträchtigten, behinderten Menschen sehe, muss zugeben, dass ich mit Zeitdruck, mit Stress und ohne Gespräche, oder nette Worte vom Gruppenleiter „Chef" mich schlecht und deprimiert fühlen würde!</u>

In anderen Ländern werden teils alte, oder irgendwie kranke Leute versteckt,eingesperrt und nicht „raus-gelassen", wie ich mal von einem Reiseführer/Fremdenführer erfuhr, als ich irgendwann mal Urlaub machte.

Im p-Bereich hatte ich z.b. eine für mich persönlich interessantere Arbeit, wie zum Beispiel die richtige Montage von Ketten, die an Einkaufswägen hängen, Messingbuchsen in Türgriffe pressen, Schläuche abgemessen und in richtiger Länge abschneiden, aufrollen und versandfertig machen, ich machte verschiedene, kleinere Elektro- Montage- Arbeiteten und seit kurzem füllen wir täglich viele Flaschen mit Dünger ab – das heißt eine Gruppe klebt ein Etikett auf die 500g Plastikflaschen, ein paar Leute füllen den Dünger ab und dreht die Flasche zu, ein paar andere kleben ein Qualitätssiegel auf das Gefäß und dreht nochmals fest zu. Die letzte Arbeit ist das Verpacken und versandfertig-machen der Düngerflaschen.

Jeder dieser Arbeiten macht mir riesigen Spaß und die Tätigkeit mit dem Dünger ist gerade eigentlich meine neue Lieblingsarbeit.

Leider eine erneute, peinliche Situation die ich wegen meinem Gedächtnisproblem hatte, war folgende:

Ich arbeitete schon die ganze Woche immer mit der selben Person zusammen und füllte mit ihm den fünften Tag diese Düngerflaschen ab. Freitag Abend, ging ich auf das jährliche Stadtfest, wo in einem Bierzelt immer andere Musikkapellen, Gruppen auftreten. Ich traf ein paar Angestellte/Kollegen meiner Arbeitsstelle und wir saßen uns zusammen auf eine Bierzeltbank. Es wurden immer mehr und mir gegenüber setzte sich auch jemand. Alle unterhielten sich miteinander und so unterhielt ich mit der Person gegenüber. Ich wollte so Sachen wissen wie alt er ist, ob er schon mal auf diesem Stadtfest war, was er genau arbeitet,
. . .
Die Person wunderte sich und fragte nach was ich wissen möchte.
Hallo ich bin´s Martin.
Martin?        Martin?
Wir haben vor ca. 10 Stunden zusammen Dünger abgefüllt.
Eben nicht nur, dass ich immer nur den Namen vergesse, ich kannte auch das Gesicht von Martin einfach nicht mehr.

Wie schon gesagt, Martin oder irgend jemand den ich nicht mehr erkenne ist mir deswegen böse, aber ich fühle mich jedes mal so was von fehlerhaft sowie schwach und ich könnte mich deswegen jedes mal ohrfeigen – aber dass würde leider auch nichts helfen.

Ich habe leider auch immer große Orientierungs-Probleme, wenn ich z.B. mit meinen Eltern, Kollegen oder anderen Personen in irgend ein Restaurant, oder Bar/Kneipe auf die Toilette muss und dann wieder den gleichen Weg zurück zu meinen Leuten zu finden, dass ist zwar eigentlich nicht schlimm, wenn mir dann meine Leute zurufen – Hallo, hier sind wir. Darüber hat sich vermutlich noch nie jemand Gedanken darüber gemacht, aber das ist für mich wirklich jedes mal wieder eine problematische, mühsame und auch irgendwie peinliche Herausforderung. Vermutlich viele Leute, die dieses Buch lesen, denken sich – das Problem habe ich auch irgendwie, mir geht's da auch nicht viel

anders, oder die Herausforderung von
jemanden nicht gleich den richtigen Namen zu
wissen – dass ist bei Ihnen auch nicht anders,
doch leider ist es bei mir so, dass ich nicht ab
und zu mal den Namen nicht mehr weiß, oder
den richtigen Platz nicht mehr finde – mir geht
es so, das ich täglich mindestens 10 mal in so
eine Situation komme. Das blöde an so einer
Situation daran ist nur – wenn ich den richtigen
Namen gesagt bekomme,

dass ich mich meist nach 10 Minuten schon
nicht mehr daran erinnern kann.

Ich war ja eben für 4 Wochen in dieser
Schmerztherapie, wurde psychologisch
behandelt, hatte viele Gespräche und wurde
medikamentös neu eingestellt. Durch meine
Orientierungsprobleme die ich habe hatte ich
täglich große Probleme immer pünktlich bei

der nächsten, anstehenden Therapie zu sein. Da
ich 2 mal die Woche immer im gleichen Raum
Gespräche mit der Psychologin hatte, wusste
ich erst nach etwa drei Wochen, wo ich
Zimmer 3018 im Haus C finde.
Die Ärzte, Therapeuten und auch die
Psychologin die alle meinen unfallbedingten
Weg mit meinen insgesamt 3 Ausbildungen
kannten, waren sich alle einig, dass der zweite
Arbeitsmarkt und vor allem das Arbeiten in
einer Behinderten Werkstatt im geistig-
eingeschränkten Bereich für mich komplett
falsch sei. Jeder, auch andere Schmerztherapie
Patienten, die mich die 4 Wochen neu kennen
lernten, redete mir jeder ein, dass ich nicht nur
im g-Bereich sondern allgemein auf dem 2.
Arbeitsmarkt falsch bin.

Mein täglicher Tagesablauf, in der Behinderten
Werkstatt im g-Bereich, wo ich mich leider
falsch aufgehoben gefühlt hab, war auch laut
den Ärzten für mich ein Schmerzfaktor, da ich
einfach mit dieser „Gesamt-Situation" mehr als
unzufrieden und frustriert war.

Der Sozialdienst von Enzensberg machte mit mir einen Termin beim EUTB in Kaufbeuren im Anschluss an diese Schmerztherapie aus, um eine unabhängige Stellungnahme zu bekommen, ob ich in der Behinderten Werkstatt für geistig eingeschränkte Menschen richtig bin. Diese EUTB - Ergänzende unabhängige Teilhabende-Beratung setzte sich zusätzlich dafür ein, dass ich eben ab Februar 2024 nicht mehr in der Behinderten Werkstatt für geistig Behinderte, sondern für psychisch eingeschränkte Menschen von nun an arbeiten darf. Ich wurde nach 4 Wochen von einer EUTB Mitarbeiterin angerufen und gefragt ob ich mich in diesem Umfeld wohler fühle, was ich glücklicherweise bestätigen konnte!

Die 8 anderen Reha-Patienten, mit denen ich täglich die gleichen Therapien hatte und mir täglich wieder fast komplett fremd waren, fanden mich sympathisch und nett so hatte ich die 4 Wochen wirklich gute Freunde und am Abend immer Vergnügen/Spaß mit ihnen, oder mit anderen Patienten, die ich bei den täglichen

Frühstück, Mittag und Abendessen -zeiten
kennen lernte.
Sie waren auch begeistert von meinen zwei
Unterarm – Tattoo´s.

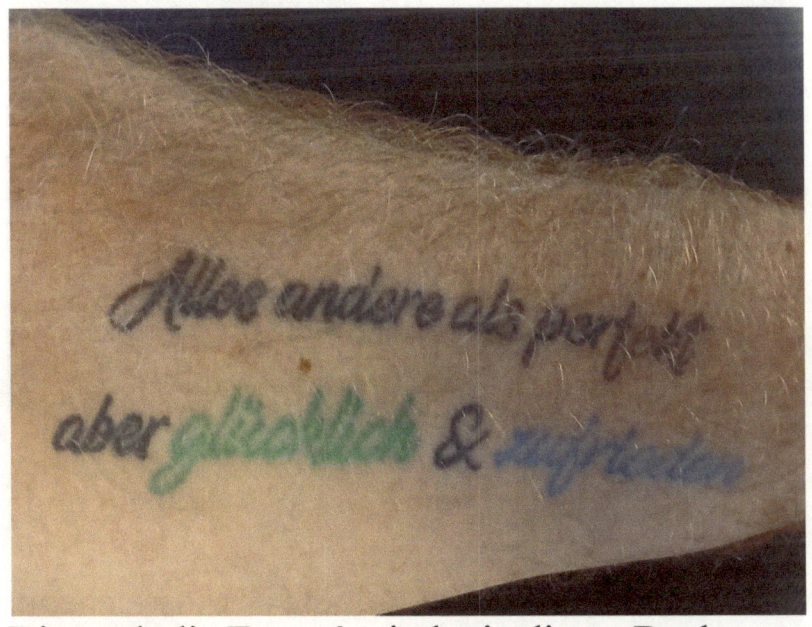

Die auch die Tattoo´s sind wie dieses Buch
heißt

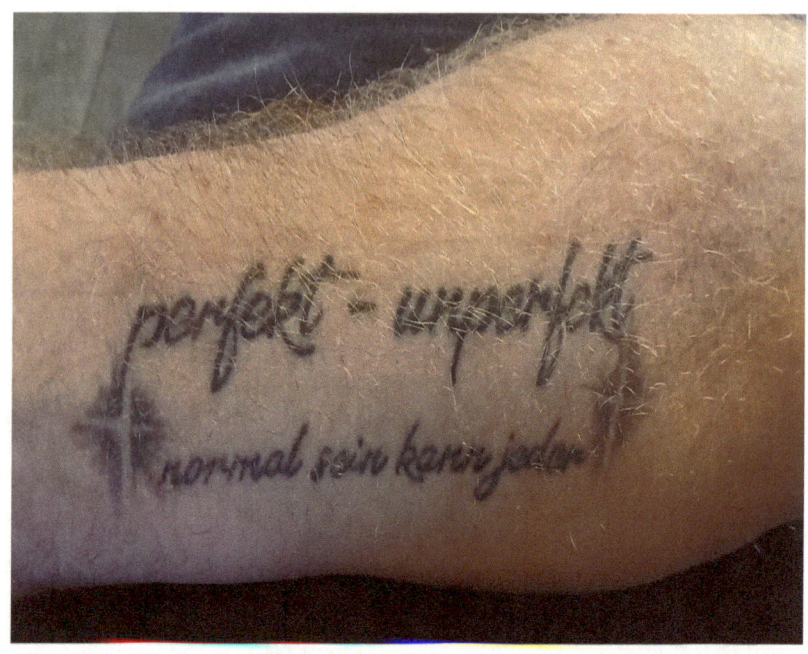

Ich bekam wieder mehr Selbstbewusstsein und Lebensenergie, brauche jetzt keine Schmerztabletten mehr  musste für ausreichend schlaf jetzt nur noch 2 halbe Schlaftabletten einnehmen und hatte nun auch immer ein Lächeln im Gesicht. Die Kopfschmerzen die ich hatte, erklärte man mir, hatte ich nicht auf Grund meiner starken Kopfverletzungen – wie ich immer dachte, sondern aufgrund davon, da ich soviel und so oft Schmerztabletten einnahm.

Wie ihr bereits am Anfang gelesen habt, war die Suche nach der richtigen Partnerin für mich immer das aller, aller wichtigste und bedeutungsvollste in meinem Leben! Ich versuchte mein Glück auch über eine Vielzahl kostenpflichtiger „Singlebörsen" leider ohne Erfolg, die richtige Partnerin für mich zu finden. Manchmal kommt es mir so vor, dass wenn ich nicht ein so netter Kerl wäre, ich vielleicht für manche Frauen interessanter wäre.

**Ich habe erfreulicher und glücklicherweise nun endlich erkannt und auch eingesehen, dass es tatsächlich nicht daran liegt eine Frau die mich liebt zu finden – um wieder positiver ins Leben zu blicken, sondern mit der Umgestaltung, dem Lösen anderer Probleme in meinem Leben fühle ich mich jetzt prächtig**

# und großartig!

**Ich bin jetzt auch ohne Partnerin ausreichend glücklich und zufrieden! (Wenn sie dennoch irgendwann, oder irgendwo auftaucht, hätte ich natürlich trotzdem nichts dagegen :) )**

Und obwohl der Neubeginn, der Anfang im p-Bereich für mich sicher nicht einfach war, bin ich jetzt so was von froh, schon nach kurzer Zeit dort zu merken, dass das die richtige Entscheidung von und für mich war!

Ich kann endlich wieder lachen und ich freue mich eben dort arbeiten zu dürfen und hier zu sein!

**Es ist so toll wieder mit Freude in der Arbeit zu sein und nicht „dauer- depressiv" mit einem schlechten Gefühl den Tag herum zu bekommen!**

*Mir macht mein Leben wieder Spaß*

- alles in und mit meiner neuen Arbeitsstelle ist super,
- das hören von tiefgründigen und berührenden Texten  meiner Rock Musik finde ich und ist erstklassig,
- das Ansehen von Filmen meiner großen DVD Sammlung, die mich berühren und mir sehr Nahe gehen  finde ich ausgezeichnet,
- meine wundervolle, nette und betreute, schöne Wohnsituation mit lieben und freundlichen Nachbarn ist exzellent

**und**

gerade das schreiben bzw., das darüber nach-denken was ich wie in dieses Buch schreiben könnte,

das macht mich einfach unbeschreiblich dankbar und froh!

*Ich fühle mich und bin jetzt wirklich glücklich, zufrieden und erfüllt!*

*Meine Person ist nach einer sehr langen, schweren Zeit nun endlich genau so, dass ich mich wieder freuen kann und entzückt bin, dass alles genauso ist wie es ist!*

Jetzt/heute wo ich mich mit Allem was passiert und geschieht zufrieden fühle und ich endlich wieder LEBENSFREUDE habe schreibe ich dieses Buch, schildere ich euch meinen erfolgreichen Weg und hoffe mit meinen Erfahrungen anderen Menschen helfen zu können!
Macht es nicht wie ich 24,5 Jahre lang immer nur dass negative, fehlerhafte in euren vielleicht traurigem, deprimiertem Leben zu sehen, sondern versucht das geringe, vielleicht nur kleine, wenige Positive in jeder Sache zu erkennen!

Welche Kleinigkeit mich zum Beispiel jeden
Dienstag Abend freut ist:

Die Physio -therapeutin die mich in der
Schmerztherapie oft behandelte stellte mir ein
Rezept aus um zuhause in Kaufbeuren, Reha-
Sport zu machen. Jeden Dienstag von 18 Uhr –
19 Uhr wird dort mit ca. 8 – 12 anderen
Personen nicht an Geräten, sondern mit
Gleichgewichts- Training, oder Dehnübungen
für Beine, Bauch, Rücken jeder fit gehalten.
Anfangs waren noch mehr Personen dabei sich
fit zu halten. Jeder stellte sich vor und erzählte,
für was er trainieren will oder weshalb er hier
ist.
Ich kannte mich ja und kenne jeden Dienstag
wieder niemanden, aber
bei der Vorstellungsrunde machte eine etwa
30/35 jährige, nette Frau eine witzige, lustige
Bemerkung über irgend etwas. Ich weiß jetzt
zwar nicht mehr warum, oder was die
Bemerkung war, aber sie war mir dadurch
irgendwie sympathisch. Sie heißt Brigitte.
2 oder 3 mal als ich die nächsten male im

Reha-Sport traf fragte ich sie, ob sie eben die Brigitte ist? Ich erklärte eben bei meiner Vorstellung, das ich leider Gedächtnisprobleme nach einem schweren Autounfall habe.
Brigitte lächelte jedes mal und freute sich glaube ich auch, dass ich ihren Namen noch wusste.
Ich weiß ja wirklich nicht, was sie von mir, oder über mich jedes mal denkt, aber mich baut es wirklich jeden Dienstag, wenn auch sie Reha-Sport macht auf, dass ich jemanden wieder erkenne!
Ich muss aber zugeben, dass ich auch ein paar mal andere Frauen ansprach, ob sie nicht die Brigitte sind. Sie verneinten, sagten mir ihren richtigen Namen und ich hoffte, dass sie mir nicht böse deswegen waren.

Ich lebe eben seit 2005 komplett Eigen- und Selbstständig in Kaufbeuren. Seit 2018 werde ich zusätzlich ambulant Betreut. Ich komme mit allen Nachbarn sehr gut aus und keine ist mir böse sollte ich mal wieder nach deren Namen nachfragen oder nicht mehr weiß

welches Kind zu wem gehört. Ich habe eben zweimal wöchentlich ein Gespräch mit einer der Betreuer,-innen was mir immer wieder hilft und mir auch großen Spaß macht. Da wir eben nicht immer nur reden, oder über meine Probleme sprechen. Wir spielen mal Mensch ärgere dich nicht, gehen Eis essen, oder trinken zusammen Kaffee und was mir am aller besten gefällt, ist wenn der junge Betreuer jeden Freitag Nachmittag Dart mit mir spielt.
Ich habe in meiner 47qm großen Wohnung einen Balkon und auch eine Steeldartscheibe. Ich muss zugeben, dass ich zwar gegen die weiblichen Betreuer eher gewinne, aber da ich bis jetzt zwar immer gegen den jungen Betreuer verliere, muss ich mich jedes mal extrem anstrengen um dann wieder nur ganz knapp zu verlieren. Mit ihm habe ich meinen „großen Meister" gefunden - wöchentlich mit ihm zu spielen genieße ich total.

Meine frisch renovierte, jetzt farbig gestrichene Wohnung in die ich im April 2018 einzog ist komplett von mir neu eingerichtet und

ausgestattet, äußerst nett und gemütlich und hat eben sogar einen sehr langen Balkon, welcher durchgängig ist und so regelmäßige, nette Gespräche mit meinen Nachbarn ermöglicht. Da mir den Balkon sauber zu halten eher unwichtig erschien, sagte mir eine Nachbarin im Juni , oder so ich soll mal meinen Balkontisch sauber machen und abwischen, da sich dort noch immer der Saharastaub vom letzten Jahres darauf befindet.
Sie und zum Glück auch sonst niemand ist mir böse, oder sauer wenn  ich sie nicht erkenne, oder ich einfach unordentlich sowie manchmal etwas „schlampig" bin.

Etwas was mich ein wenig traurig machte, ist als ich mit meiner neuen Arbeitsgruppe einen Ausflug in den Zoo nach Augsburg unternahm. Wir waren am Bahnhof auf Gleis 2 und gingen an 4 Frauen jungen vorbei wo ich mir hundertprozentig sicher war eine davon  wieder zu kennen. Eine der Frauen kam aus meinem damaligen Nachbardorf wo ich lebte und ich traf mich öfters mal mit ihrem Bruder.

Wir gingen an den 4 Frauen vorbei, ich lächelte sie an und grüßte die flüchtig bekannte Frau. Doch sie schaute anschließend weg. Da wir noch auf den Zug warteten, schaute ich ab und zu mal hinüber. Als wir uns dann mal gegenseitig im gleichen Moment anschauten, schaute sie auf den Boden und drehte sich weg. Mir kam es so vor als ob es ihren Freundinnen peinlich wäre, mich zu kennen, so kam es mir zumindest vor.

Ich hätte ja nicht erwartet, dass sie mich fragt wie es mir jetzt geht, oder was ich jetzt so mache, oder so. Aber da sie es nicht mochte, dass ich sie anschaute, dann nur noch auf den Boden schaute und  sich von meiner Seite weg drehte  -  dass machte mich schon etwas traurig :-(

Um es zu zeigen, dass es mir jetzt, trotz gewissen Sorgen wieder richtig gut geht und ich mich ausdrücklich zufrieden fühle, ließ ich mir mein drittes Tattoo auf meinen rechten Oberarm tätowieren.

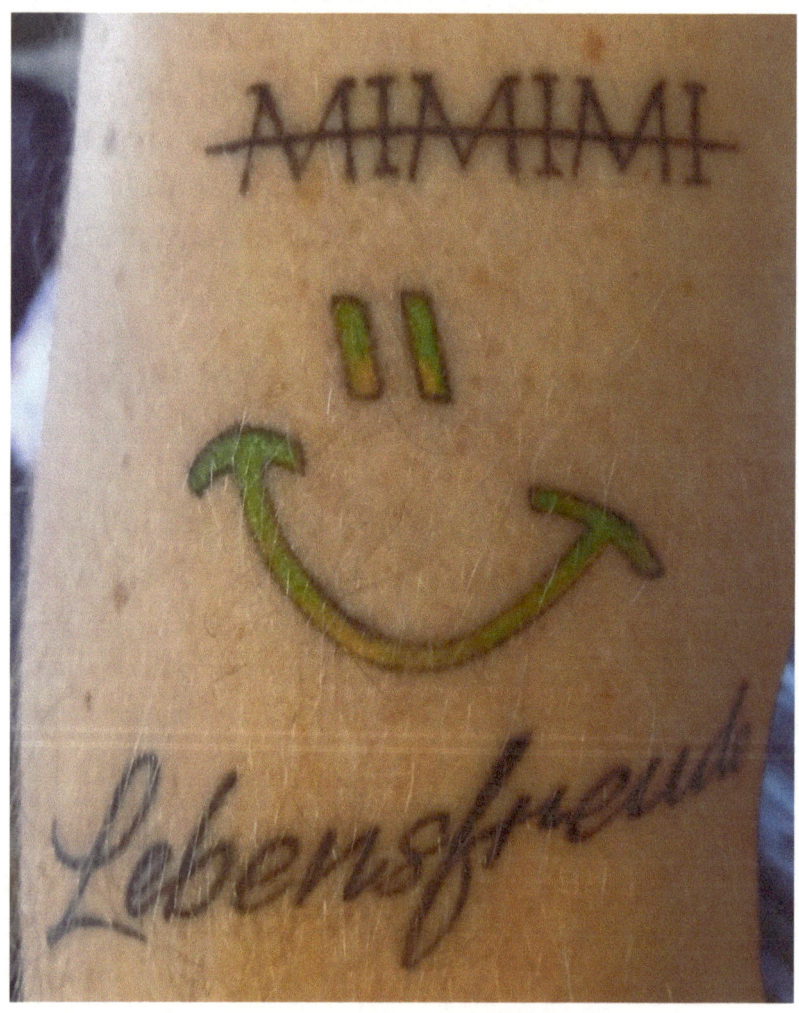

Ich fühle mich wirklich pudelwohl und leider erst jetzt wo ich im p-Bereich arbeite richtig aufgehoben! Obwohl ich mir zwar noch immer oft genug überlege einen „richtigen Beruf" auszuüben, wo ich mit gelernter, abgeschlossener Ausbildung als Bürokraft, oder als Altenpflegehelfer zwar mehr verdienen würde, aber neben den jetzigen Vorteilen mir auch eingestehen muss, wenn ich ganz ehrlich zu mir selber bin, dass ich nicht mehr fit genug, für den 1. Arbeitsmarkt bin.

Im Jahr 2025 wird von, bzw. in der Politik geredet und darüber verhandelt den Mindest-Stundenlohn von 13,82€ auf 15€ zu heben, was sicher nicht schlecht ist, aber „weshalb ich eher unglücklich bin und irgendwie auch in einer Werkstätte für behinderte Menschen ungern arbeite ist das ich der trotz Einschränkungen 2 neue Berufsausbildungen gemacht **und auch geschafft habe**, nicht auf körperliche, oder allgemein auf Hilfe angewiesen bin, vordergründig „nur" Gedächtnisprobleme habe, wie gesagt – ich

möchte mich nicht gesünder oder besser stellen
als jedem Kollegen mit dem ich in der
Werkstatt arbeite, aber einfach weniger
Probleme damit habe mir eine benötigte Kiste,
einen Stuhl auf die Seite zu stellen, etwas von
einem anderen Raum zu holen, eben weniger
Probleme mit zählen, oder rechnen habe, . . .
auf dem 2. Arbeitsmarkt **mit EU Rente** <u>nur</u>
einen Stundenlohn von 6,25€ verdiene.
Und ich darf, oder muss „da es mir ja so gut
geht und ich fit genug bin" eigenständig
teuren, Kaffee, Butter, teure Nahrung, Kleidung
kaufen und Miete bezahlen.
Als ich dem Amt der Behinderten-Betreuung
schrieb, bekam ich eine Antwort wo es hieß das
behinderte Arbeitnehmer sehr viel
Unterstützung bekommen. Ihnen werden
Krankengymnastik, Logopädie, Ergo-Therapie,
Kurse, . . . angeboten, es wird alles
behinderten/Rollstuhl-gerecht eingerichtet und
ausgestattet, . . .

Aber mir als irgendwie fast gesunder, „wie ich
mir manchmal, aber immer öfters vorkomme"

behinderter Mensch hat einfach Pech damit das
er weniger eingeschränkt ist und auf dem 2.
Arbeitsmarkt arbeiten muss.

Und es kommt mir so oft vor, dass ich das
Gefühl habe niemand kann oder mag mich mit
diesem Problem verstehen.
Egal wer, oft wird mir nur gesagt,

Ja-mei, so isch es hald, da kannst du
auch nichts machen -Ich soll doch froh
sein das es so was wie Behinderten
Werkstätten gibt.

Folgenden Satz/Abschnitt weiß ich eigentlich
das ich mir den sparen könnte, aber wenn
dieses Buch ein „weiß nicht" Politiker, Richter,
eine irgendwie wichtige Person, oder wer auch
immer lesen sollte und mich, oder allgemein
weniger beeinträchtigte, behinderte Menschen,
die z.B. durch einen leichten Schlaganfall, oder
irgend einer Hirnkrankheit, oder so nicht mehr
gesund sind          versteht - der sollte, oder

könnte sich nicht dafür einsetzten das eine oft ungelernte, ärmliche, aber gesunde Arbeitskraft 15 € die Stunde verdient, sondern eher einsieht und sich dafür stark macht das kranke, aber leichter behinderte Arbeitskräfte, die wie ich mit einem Stundenlohn von nur 6,25€ zurecht kommen **müssen** mehr Geld für ihre geleistete, oft 5 mal kontrollierte Arbeit bekommen!

Doch ich sehe trotzdem jetzt auch viel mehr die Vorteile einer Arbeit auf dem zweiten Arbeitsmarkt:

Sicherer und unbefristeter Arbeitsplatz, kein Stress, unkomplizierte, abwechslungsreiche und interessante Arbeit, ähnlich eingeschränkte Kollegen, geschützter Rahmen, werde so akzeptiert wie ich bin, habe immer einen Ansprechpartner wenn ich was zum besprechen, oder Probleme habe. Man hat keine Arbeitslosigkeit, wir machen vorher abgestimmte Ausflüge zu Firmen, für die wir etwas anfertigen, aber machen auch Zoo-, Biergarten -besuche, Museumsbesuche, oder

andere kleinere Wanderungen. Wir haben zweimal wöchentliche Neigungsgruppen mit z.B. Tischtennis spielen, singen, Rückengymnastik, klettern, . . .
Ich spiele Dart und entspanne mich beim Snoozeln.
Das alles macht das Arbeiten in so einer Einrichtung äußerst angenehm und positiv!

Durch die 2 unfallbedingten, neuen Berufsausbildungen die ich machte habe ich im Prinzip, sozusagen ja gearbeitet und es wurde in die Rentenversicherung einbezahlt. Ich war also nicht arbeitslos, so war ich die Jahre nicht auf Harz4, bzw. Bürgergeld angewiesen.
Und eben dadurch dass man mich gut versichert hat, war ich glücklicherweise nie ohne Geld oder arm. Ich konnte es mir 2005 sogar leisten einen „Neubeginn in der Stadt" zu machen und ich zog mit keinerlei benötigter Unterstützung oder erforderlichen Beistand mit einer Altenpflegehelfer Klassenkameradin kurz zusammen und war nun ein Kaufbeurer.
Mal wieder ein erlebtes Missgeschick wegen

meinem defektem, fehlerhaftem Gedächtnis:
Gerade letztes Wochenende verabschiedete sich
eine Nachbarin von mir welche umzog, dies
fand ich sehr schade, da ich immer mal wieder
angenehmen Kontakt und Gespräche auf der
Terrasse, oder in der Hausküche mit ihr hatte.
Möchte sie jetzt nicht als sonderbar
bezeichnen, aber ich hatte bei ihr irgendwie
dass Gefühl, das sie durch ihre leicht verrückte
Art, ähnlich - sagen wir sonderbar wie ich
durch meine Probleme bin, war.

Das Gute an meiner leider immer wieder
auftretenden Problemen ist, dass ich auf der
einen Seite zwar jedes mal sehr wütend über
mich selber bin, jemanden nicht wieder zu
erkennen, aber immer noch über mich selber
lachen kann, oder muss. Beispielsweise sage
ich dann öfters mal den eigentlich lustigen Satz

**Fehler mache ich nur, damit keiner
merkt das ich eigentlich perfekt bin.**
So grinst die Person deren Namen ich nicht
mehr weiß eher und ist mir deswegen vielleicht

weniger böse, oder verärgert.
Ich möchte euch mit dieser Geschichte zeigen
und nachweisen/beweisen, dass auch ein Leben
mit einer gewissen Eingrenzung, aber auch mit
einer schwerwiegenden Einschränkung

## erfüllt und schön ist

und dass man trotzdem eine beeindruckende
und uneingeschränkte  Lebensfreude
empfinden kann!
Ich arbeite jetzt zwar in einer Behinderten
Werkstatt und verdiene dort sehr wenig, aber
trotzdem macht mir diese Arbeit mit jedem
meiner Kollegen und Vorgesetzten wirklich
sehr großen Spaß!

Ich habe endlich wieder Fröhlichkeit und
Vergnügen, auch auf meinem jetzigen,
erschwertem Lebensweg!
Durch die Arbeit mit eher gleich
beeinträchtigten Menschen, einer positiven
Lebenseinstellung, dadurch mehr
Selbstbewusstsein,

dem „ja manchmal anstrengendem" Reha Sport
und Touren mit meinem neuen Fahrrad,
**sehe und begreife ich jetzt viel eher das
Schöne und Positive um mich herum, oder
was so passiert!**

Ich fahre seit ich in der Stadt lebe auch nicht
mehr Auto und gehe zu Fuß, oder mit dem Rad
und spare dadurch viel Geld.

Wie bereits mehrfach geschrieben zweifle ich
sehr oft an mir selber, aber
durch unbedeutende, kleine, nette
Momente/Ereignisse die mir passieren,
komme ich immer wieder mal ins träumen und
freue mich darüber –
wie auch folgende Angelegenheit:

Als ich mal bei irgendeinem Arzt war und im
Wartezimmer warten musste lächelte mich
immer mal wieder eine andere, wartende, junge
Dame an – was ich lächelnd erwiderte. Ich
freute mich darüber und sie machte mir ein
positives Gefühl!

Oder als ich mal durch die Fußgängerzone
ging, hatte ich das Gefühl dass mich eine Dame
von oben bis unten anschaute und begutachtete
und mit einen lobenden Blick mir ein gutes
Gefühl gegeben hat.
Das ist vielleicht nur eingebildet und sicher
nichts besonderes, doch auch minimale
Kleinigkeiten können einen gut tun und/oder
ein Lächeln ins Herz zaubern.
Etwas was mich auch sehr stolz machte ist, als
mein Betreuer mir erzählte, dass die Erzieher-
schule über mein Unfall-Schicksal in der
Zeitung gelesen hat und ich eventuell mein
erstes Buch
Wie´s kommt, so kommt´s
Die Hoffnung stirbt zuletzt

und meine Geschichte vorstellen darf.
Doch Dank Corona wurde der Termin immer
wieder verschoben und man hatte dann keine
Zeit mehr eine Buchvorstellung zu machen.
Und auch du, hast oder erlebst bestimmt
irgendwelche Kleinigkeiten, die dir gut tun

oder/und dich aufbauen – sei ehrlich.
Meine Person war und ist oft sehr einsam,
weswegen ich auch oft das Gefühl habe zu
wenig geliebt, oder akzeptiert zu werden. Ich
bin so froh, das ich eigentlich nie wirklich ganz
allein bin. Ich habe zwei gute Freunde, die ich
jetzt schon knapp 20 Jahre habe, die auch
irgendwie psychisch krank sind mit denen ich
mich ab und zu mal treffe und mir zuhören,
oder ich mit ihnen etwas nettes unternehme.

Ich schreibe eben schon seit ca. 2021 an diesem
zweiten Buch und mein Ziel ist es das dieses
Buch genau am 3.1.2025 veröffentlicht wird.
Also genau 25 Jahre nach meinem Unfall.
Der Anfang, der Beginn in eine bessere,
positivere Zukunft ist mir nach gut 24 Jahren
mit einigen Umstellungen und Veränderungen
jetzt gelungen.

Etwas was irgendwie komisch ist und ich
ehrlich gesagt überhaupt nicht verstehe ist

folgendes:
Arbeitskollegen, Bekannte, Betreuer und
Gruppenleiter glauben mir öfters gar nicht, dass
ich wirklich so vergesslich bin und schwere
Gedächtnisprobleme habe.
Ab und zu weiß ich über eine absolut
unwichtige Kleinigkeit, die ich nur am Rande
mitbekommen habe, haargenau und präzise
alles über etwas total unwichtiges und was
darüber gesprochen, oder behauptet wurde.
Aber etwas was ich mir merken möchte, oder
soll/muss bleibt mir leider sehr oft auch nach
mehrmaligen daran erinnern nicht in meinem
Kopf und total unsinniges, unwichtiges was ich
mir wirklich überhaupt nicht merken brauche
und möchte, weiß ich auch noch nach langer
Zeit haargenau.
Wie beispielsweise meinen ersten Kinofilm,
oder der Name meines Busfahrers als ich in die
Grundschule ging – das ist doch total
„bescheuert und verrückt".

Aber was ich eigentlich gut finde und hoffe
nicht dafür irgendwie abgestempelt, oder als

Idiot zu gelten ist folgendes -
Manche, aber leider nur wenige Personen die
ich nicht mehr wieder erkenne sind mir nicht
böse deswegen, oder/und mich Frauen
vielleicht sogar anlächeln,  wenn sie mir den
Namen erneut sagen.
Durch so etwas, oder wenn ich trotzdem eine
kleine, bezaubernde Geste von der „leider
wieder vergessenen Person bekomme, dass
beglückt mich und zeigt mir dass nicht
alle/alles schlecht und ungerecht in meinem
Leben ist.

Weil wenn ich immer nur beleidigt wäre, nicht
nochmals den Namen gesagt bekommen
würde, oder mich selbst damit runter zu ziehen,
dass ich schon wieder einen Namen vergessen
habe – **dann würde ich niemals damit fertig
werden.**

Diese Erfahrung habe ich leider immer wieder
gemacht und ich wollte es nicht glauben und
akzeptieren. Ich habe leider erst jetzt, Ende
2024 wo mir meine berufliche Situation keine

Sorgen mehr bereitet nun endlich eingesehen und erkannt das es, oder das ich nun einfach so bin und man mich eben mit dieser Einschränkung so haben und ertragen muss.

Wenn ich von meiner Einschränkung erzähle meinen viele Frauen, dass es doch cool für mich sein muss jeden Tag neue Leute/Freunde kennen zu lernen.
Ja, dass wäre schon toll oder genial wenn es so einfach wäre, aber leider ist es so dass man heutzutage als irgendwas hingestellt, oder abgestempelt wird, da man eben anders ist als alle normal Anderen.
Obwohl ja soo-viele Frauen eigentlich den besonderen, außergewöhnlichen, ungewöhnlichen Mann suchen.

„Ist jetzt zwar ehrlich gesagt mit einem kleinem Lächeln geschrieben, aber irgendwie ist es doch so, oder"?
Ich muss zwar bedauerlicherweise zugeben, das ich von den zwei neu erlernten Berufen jetzt 2024 nur in sehr geringen Maße noch

etwas weiß, was ich gelernt habe, doch manche
nützliche und brauchbare Vorteile konnte ich
dadurch gewinnen.
Einen humorvollen, vielleicht etwas, frechen,
gemeinen Nutzen den ich durch die Altenpflege
habe ist:
Wenn ich mich privat, bei Einkäufen, oder an
den Wochenenden mit vielleicht gleichaltrigen,
oder jüngeren Frauen in Disco´s/Bar´s nett
unterhalte und das Alter ein Thema wird und
ich das richtige Alter der weiblichen Person
schätzen soll, sage ich oft – ich schätze nicht,
ich weiß wie alt du bist.
Oh, okay woher?
Mir hat es niemand gesagt, aber . . .

ich bin gelernter, oder war lange Zeit
Altenpflegehelfer, hatte vielfachen Umgang
mit schwierigen Seniorinnen - ich kenne mich
also mit nicht mehr ganz so jungen Damen aus.
:-) :-) :-)

Aber ganz im Ernst -
Durch meine Ausbildung als Bürokraft, bekam

ich zwar nicht viel, aber doch genug
Fähigkeiten mich am Computer und im Internet
gut zurecht zu finden. Ich bin jetzt sehr gern im
Netz um nach interessanten Filmen und Songs
zu suchen/hören, oder um irgend welche Infos
zu erhalten, bzw. etwas heraus zu finden, wofür
ich gerade großes Interesse habe.
Durch meine weitere Ausbildung und Arbeit
als Altenpflegehelfer wurde ich menschlicher,
hilfsbereiter, sozialer, emphatischer und
verständnisvoller!
Ich erfuhr von vielen kranken, hilfsbedürftigen,
alten Menschen viel Empathie. Das mir jedes
mal sehr nahe ging und ich dadurch wirklich
ein besserer Mensch wurde. Außerdem lege ich
jetzt auch eine bedeutendere, entscheiderndere,
größere Beachtung auf innere Werte und
Vertrauen, eigentlich bei jeder Person mit der
ich zu jetzt tun habe.

Was ich auch phantastisch und großartig finde
ist, das ich jetzt wo es mir hervorragend geht,
ich viel lache, Freude habe und jetzt eben
zufriedener mit allem bin, dass ich wirklich das

Gefühl habe ich bekomme von fremden
Leuten, die mir beim Einkaufen, oder spazieren
gehen entgegen kommen eher ein freundliches
Gesicht, oder auch ein nettes Lächeln
bekomme.

Woran ich mich jetzt sogar wieder öfters daran
erinnere ist, dass ich nachts öfters mal von
schönen, alten Erinnerungen träume wie z.B.
von Dorf-ROCK Partys, wo ich gerne war,
klasse ACDC, Metallica, Onkelz Musik mit
alten Freunden/Klassenkameraden hörte und
saufen +feiern war und im Rausch mit netten,
hübschen Mädls flirtete.

## ACH, ES WAR SO TOLL ! ! !

Dieser zutreffende Rock-Song von Weimar,
ist mit Mega e-Gitarren- und Schlagzeug
-sound ja so stimmungsverbessernd und toll!
Ach –  mir erzeugt Rockmusik allgemein
immer eine enorme Hochstimmung!
*Die Nächte waren schnell,*
*die Tage entspannt,*
*hab mit Dämonen gekämpft,*

*fuhr gern den Karren an die Wand.*
*Und daraus lernte ich, all das erlebte,*
*bereue nichts. Mach dich zu dem der du bist.*

*Wir war'n jung, wir war'n frei,*
*wir war'n laut – wir war'n dabei.*
*Wir war'n wild, wir war'n der Shit,*
*Wir wollten stets - den nächsten Kick.*

*Ich fand meine erste Liebe,*
*irgendwann auch mich selbst,*
*lernte hier drauf zu scheißen,*
*was wer von mir hält.*
*Ich weiß wie es ist, wenn man Scheiße frisst,*
*wenn niemand an dich glaubt,*
*wenn man in den Himmel schaut.*
*Und daraus lernte ich,*
*als das erlebte bereue nichts,*
*mach dich zu dem der du bist.*

*Wir war'n jung, wir war'n frei,*
*wir war'n laut wir war'n dabei.*
*Wir war'n wild,wir war'n der Shit,*
*wir wollten - stets den nächsten Kick.*

*Wir sind jung, wir sind frei,*
*wir sind laut – wir sind dabei.*
*Wir war´n wild,wir sind der Shit,*
*wir wollten stets - den nächsten Kick.*

Nur dadurch dass ich meine Sichtweise auf
mich, auf mein Leben geändert habe, meine
Fehler nicht überbewerte und mit allem was ich
mache, wie ich handle nur Probleme sehe,
fühle ich mich jetzt kurz gesagt -
einfach rundum glücklich und erfolgreich!

Obwohl ich bei vielen Leuten vielleicht nur der
bin, der mal einen schlimmen Autounfall hatte,
seitdem sich nichts mehr merken kann und jetzt
eben sehr sonderlich ist.
Doch jetzt wo ich zufriedener mit allem bin,
macht mir dass nichts aus!
Ja, der mit dem Unfall - der bin ich, aber nicht
du, nicht ich kann das ändern und ich bin jetzt
nun einfach so und vergesse leider vieles
wieder.

Bitte glaubt mir, es tut ja so gut

**zufrieden mit sich zu sein und jeden Moment den man erlebt, oder erleben wird ohne Probleme zu sehen sowie genießen kann und sich einfach wohl zu fühlen    -    so wie es ist!**

Ich könnte zwar immer noch niedergeschlagen, geknickt oder traurig sein – jemanden nicht wieder zu erkennen, aber „nur" durch eine andere Sichtweise die ich jetzt als zufriedener Mensch habe, sehe ich ein Namen, oder Gesichter Vergessen nicht als zu großes/ausschlaggebendes, entscheidendes Problem an!
Eigentlich haben mir das ja so viele Leute gesagt, Bekannte, Verwandte, Betreuer, meine zwei Freunde, Arbeitskollegen, Therapeuten und es ist, oder war ja eigentlich wirklich kein großes, unlösbares Problem – ich habe es einfach nicht glauben, kapieren, oder einsehen wollen. Ich suchte immer den, oder einen Fehler, einen Mangel bei oder an mir, weshalb niemand mein Freund werden möchte, oder

niemand gerne Zeit mit mir verbringt, obwohl
das ja gar nicht der Fall ist.


**Ich brauchte wirklich knapp 25 Jahre
wieder ein normaler/ausreichend gesunder,
glücklicher Mensch zu werden –
und dass eigentlich  nur mit einer anderen
Sichtweise auf alles was ich mache, oder mir
passiert!**

Im Leben geht es darum nicht zu warten, bis
die Gewitterwolken vorüber gezogen sind,
sondern dass man lernt
auch im Regen zu tanzen!

„Am Ende wird alles gut werden, und wenn es
noch nicht gut ist, dann ist es einfach noch
nicht am Ende." Und zwar aus jedem
Blickwinkel – beruflich wie auch privat!
Ich überlegte sehr lange einem Namen wie ich
meine zweite, positive Erzählung über mein
jetziges, erfülltes Leben nennen könnte -
Einen Titel, das dieses Buch auch hätte

bekommen können ist folgender:

*Nach 25 Jahren
Auferstehung in eine bessere,
erfülltere Zeit „und Erklärung"
warum ich jetzt so bin wie ich bin
und leider nichts dagegen tun kann.*

Doch da ich jeden Tag mehrfach
meine beiden Tattoo´s mit

*Alles andere als perfekt,
aber glücklich & zufrieden*

+

*perfekt - unperfekt
normal sein kann jeder*

sehe und lese und mir zu Herzen nehme
entschied ich mich diese Aussagen als „Buch -
Überschrift", als Titel zu nehmen.

Beim Schreiben und Lesen wurde mir klar, dass ich ein absolut falsches Bild von den Personen in meinem Umfeld und auch von mir selber habe, oder hatte. Das jeder irgendwie etwas gegen mich hat und keiner mich mag. Es ist wahrhaftig so dass ich mir das eigentlich immer nur einge- bildet habe, wenn etwas nicht so läuft wie ich mir das vorstelle, oder wünschen würde.

Schließe ab mit dem, was war, sei glücklich mit dem, was ist, und offen für das, was kommt.

## *Das Leben ist schön, von einfach war nie die Rede.*

Durch diese, mit viel Mühe und Anstrengung wirklich so erlebten Geschichte will und habe ich für Personen denen es ja so scheußlich und schlecht geht, ein hoffnungs- und mutspendendes Buch gemacht und hoffe ich zeige euch damit das man trotz allem niemals aufgeben darf und soll!

Interessiert es dich nicht auch, was passiert, wenn du nicht aufgibst?

Ich habe durch das erkennen und erreichen von kleinen Zielen gelernt schon damit zufrieden und glücklich zu sein!

Es gibt sicher nicht in allen Situationen in einem Leben etwas positives, aber dadurch muss nicht alles komplett schlecht oder gegen dich sein.

Ich freue mich **MEGA** und bin auch irgendwie total stolz und froh, dass es mir jetzt, auch mit der Fertigstellung dieser Geschichte sagenhaft und überwältigend großartig geht.

## *Wäre negatives, wie auch positives nicht genau so gewesen wie es war, wäre ich heute nicht derjenige, der ich jetzt bin!*

Was ich zwar eigentlich vermeiden will oder soll – an jedem mit dem ich irgendwie Kontakt hatte -

## *Entschuldigung und Danke für alles!!!*

Und zum Schluss möchte ich euch noch den Text, von diesem wirklich am Besten passendem Lied zu meiner und vielleicht auch zu eurer Situation nennen, dass auch zur Zeit und schon sehr lange mein absolutes Lieblings-

Song ist.

**Nicht immer schien die Sonne,
nein nicht immer,
galt mir das Licht.
Schatten zogen auch mein Leben
du weißt nicht wer du bist.
Verloren in mir selbst,
auf der Suche nach dem Sinn.
Eine Mauer um mich rum,
dass Chaos in mir drin.**

**Ihr wolltet mich scheitern sehn,
doch ich blieb standhaft, ich blieb
stehn.
Das ist mein Leben meine Welt,
mein Traum, mein Wille meine Pflicht
ich will es wissen, alles andere**

interessiert mich nicht.
Meine Flügel mein Elixier,
der Stoff der mich am leben hält.

*Ich bin glücklich und das ist alles
was zählt!*

Heute weiß ich was ich will,
was ich kann und wer ich bin.
Ich hab gesucht und auch gefunden
hoffe ihr schaut alle hin.
Aus tiefster Seele wünsch ich mir
das ihr mich alle hört,
euer Bild von mir in Trümmern,
mit einem Schlag zerstört.
Ihr wolltet mich scheitern sehn,
doch ich blieb standhaft, ich blieb
stehn.

Das ist mein Leben, meine Welt,
mein Traum, mein Wille meine Pflicht.
Ich will es wissen, alles andere

interessiert mich nicht.
Meine Flügel mein Elixier
der Stoff der mich am leben hält.

*Ich bin glücklich und das ist alles was zählt!*

Das ist mein Leben meine Welt,
mein Traum, mein Wille meine Pflicht
ich will es wissen, alles andere
interessiert mich nicht.
Meine Flügel, mein Elixier,
der Stoff der mich am leben hält.

*Ich bin glücklich und das ist alles was zählt!*

Wie ihr in meiner reellen, ehrlichen
und zum nachdenken Anlass gebenden
Erzählung erkennt, ist auch bei mir

nicht immer alles perfekt,
aber trotzdem kann ich jetzt mit gutem
Gewissen von mir behaupten
nun        endlich

## optimistisch, zufrieden und selbstbewusst

durch mein Leben zu gehen.


Es wird wohl so sein, dass ich jetzt wo ich
mich wohler fühle auch anders oder positiver
auf andere Personen Männer wie Frauen wirke.
Zumindest bei Frauen habe ich ab und zu mal
das Gefühl das ich, wie schon erzählt, öfters
mal wenn ich beim Einkaufen bin, oder durch
die Stadt gehe, das ich ein nettes, freundliches
Lächeln empfange und gerne erwidere.


Worüber ich mich extrem freue ist, da ich
öfters mal bei Facebook, oder allgemein
irgendwo online Kontakte suche, ein neues
Profilbild präsentiere, oder schon im voraus

Werbung für dieses Buch mache, ich manchmal eine Nachricht zu etwas von mir, oder ein lachendes Gesicht bekomme. So kam ich in Kontakt mit einem 30 jährigen Mädchen/Frau die nicht weit weg von mir wohnte. Wir verstanden uns prächtig und da sie auch Single war machten wir aus das wir uns bald mal treffen. Sie war eben nicht nur hübsch, sie hat mich viel mehr mit ihrer netten Art, wie sie mir immer wieder schrieb ein gutes Gefühl gegeben und dass obwohl ich ehrlich zu ihr war und ihr meine schlimme Vorgeschichte erzählt habe. Sie war erstaunt was ich alles erleben musste und gab mir große Bewunderung dass ich das alles geschafft habe *und* die Hoffnung das sich vielleicht etwas zwischen uns entwickeln könnte.

Ich war Anfang 2025 mit dem Schreiben dieses Buches eigentlich fertig, korrigierte es x-mal und las es mir glaub 25 mal oder noch öfters durch um es zu korrigieren, oder/und manche Sätze anders zu gestalten, das heißt manches

komplett umzuschreiben.
So wollte, oder habe ich ein Buch fertig
gestellt, dass **jeder** kerngesunde, aber auch
kranke, sowie vielleicht ungerecht, oder
schlecht behandelnder Mensch mit seinen
kleinen wie großen Problemen es schaffen
kann damit fertig zu werden, beziehungsweise
sich nur dafür interessiert wie ich es geschafft
habe jedes Problem zu überwinden.

Ich konnte und wollte es mir eben nicht leisten
dieses Buch Korrektur lesen zu lassen, so boten
sich die Betreuer meiner Wohneinheit an es
durch zu lesen und mit mir zu besprechen was
oder wie ich etwas anders schreiben könnte.

Ich gestaltete mir mit Hilfe eines Betreuers, mit
dem ich eben auch sehr gerne Dart spiele, das
Buch Cover + die Rückseite und gab dann
Anfang 2025 dem Buchverlag tredition den
Auftrag mein Buch zu drucken und zum
Verkauf anzubieten.
Da eben meine Eltern es nicht wollten das
dieses Buch nicht wie mein erstes Buch mit

einem Bericht über mich und diesem Buch in der Zeitung kommt und dadurch eben knapp 200 mal verkauft wurde „was zwar nicht viel ist, mich aber trotzdem sehr stolz machte", wurde es laut Verlag nach Veröffentlichung die ersten 6 Wochen leider nur 9 mal gedruckt und verkauft. Wo ich 2 Bücher bestellte, mein Freund sich eines bestellte und 2 meiner Tanten je eins kauften.

Als ich mal mit meiner Mutter darüber sprach sagte sie mir nur, dass das Buch schreiben mir zwar geholfen hat alles besser zu verstehen und zu verarbeiten, meine Eltern wollen aber nicht das ich da so einen großen „TRAARAAHH" darum mache.

So wollte ich – um etwas Werbung für das Buch zu machen es in meiner jetzigen, sowie damaligen Arbeitsstelle mit einem Foto und einem eigens verfasstem Beitrag darüber auf dem schwarzem Brett der Behinderten Werkstätten präsentieren. Ich fragte beim Sozialdienst der Werkstätten für behinderte Menschen nach ob ich das aushängen darf.

Da die Angestellte des Sozialdienstes sich für
meine Geschichte interessierte und erfahren
wollte wie eine beeinträchtigte, behinderte
Person das alles sieht und vielleicht wissen
wollte wie ich aus meinem Tief heraus
gekommen bin und sich auch absichern wollte
das nichts schlechtes über die Behinderten
Werkstatt gedruckt wird + vielleicht auch
irgendwie stolz war, dass ein Beschäftigter
ihrer Werkstatt ein Buch veröffentlichen
möchte, „worüber ich mich sehr freuen würde"
sollte ich ihr das Buch zum durchlesen
mitbringen. Da ich das Buch bis jetzt ja nur auf
meinem Laptop hatte, bestellte ich mir bei
Amazon ein Buch mit Soft-Cover und Hart-
Cover und brachte dann ein paar Tage später
„als ich die bestellten Bücher geliefert bekam"
zum durchlesen mit.
Ihr gefiel schon das Buch-Cover und freue sich
darauf es zu lesen. Die darauf folgende Woche
kam sie zu mir in die Gruppe und wollte mit
mir über mein Buch sprechen. Wir gingen zu
ihr ins Büro und sie sagte mir das eben schon
dass Cover interessant wirkt und zum lesen

einlädt, da man auch durch das lesen der
Rückseite interessiert daran ist was mir da so
alles passiert würde man am liebsten gleich zu
lesen beginnen.
Sie erkannte im kompletten Buch nicht, dass
ich die Werkstätte für behinderte Menschen
irgendwie in einem falschen Licht erscheinen
ließ. Sie fand es interessant wie ich als
behinderter Angestellter der Werkstatt alles so
sehe und/oder empfinde.
Es gab nur ein Problem weshalb sie es nicht
erlauben kann öffentlich damit Werbung in
einer Behinderten Werkstatt zu machen.
Ich habe ja in meiner Geschichte, in meinem
Buch viele Songtexte die mir gefallen und/oder
mir sehr nahe gehen. Einen Songtext der etwa
in der Mitte des Buches stand war sehr
anrüchig und derb bzw. etwas sexistisch.
Dort wird darüber gesungen  dass viele
Männer von Frauen oft nur das eine wollen und
Frauen damit spielen und oft nur einen „ran-
lassen" um damit einen eigenen Vorteil zu
bekommen.

Die Sozialdienst Angestellte wunderte sich
darüber das so etwas, was da gesungen wird ja
gar nicht stimmt und diese Aussagen so gar
nicht zu mir passen.
Wenn ich diesen Songtext in meinem Buch
löschen könnte, dann
würde sie gerne Werbung dafür machen, dass
ein Beschäftigter der Behinderten Werkstatt
trotz seinen Problemen und Einschränkungen
dennoch glücklich ist und wie er es wurde.
Ich fand den Text von diesem Song eigentlich
irgendwie nebensächlich, mir gefiel einfach der
Anfang sehr gut und der Rhythmus dieses
Songs war total cool. So sagte ich der Dame
vom Sozialdienst, dass ich  mein Buch
überarbeite, diesen Songtext heraus löschen
werde und noch ein paar andere Sachen anders
schreibe, oder noch mit hinzu schreiben werde.
Wofür ich vermutlich ein paar Wochen
brauchen werde, da ich täglich nur an den
Feierabenden, oder an den Wochenenden
daran arbeiten werde – und ich muss zum Buch
schreiben eine Leidenschaft entwickeln, ohne
Lust dazu zu haben, kann man nicht einfach

damit beginnen ein Buch zu schreiben.

Und ich weiß, „oder glaube zumindest" dass ich mich zwar damit wiederhole, aber eben auch wenn vielleicht manches von ehemaligen Freunden, Bekannten, oder allgemein immer wieder für mich neu kennen gelernten Personen nicht so war, oder gemeint ist – es kam bei mir so an und ich fühlte mich dadurch oft ungerecht behandelt, oder einfach verarscht.

PS: und was meine fürsorglichen, rücksichtsvollen Betreuer/-innen noch nicht gelesen/geändert haben, ist diese Äußerung, wo ich mich für ihre Unterstützung und Hilfe von Herzen bei Ihnen bedanke!

**Wirklich DANKE das ich mit eurer Hilfe so richtig stolz wurde und bin!**

# ENDE – und zwar
ein glückliches ENDE

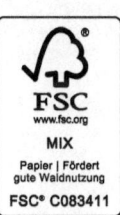

Zeitfracht Medien GmbH
Ferdinand-Jühlke-Straße 7
99095 Erfurt, Deutschland
produktsicherheit@kolibri360.de